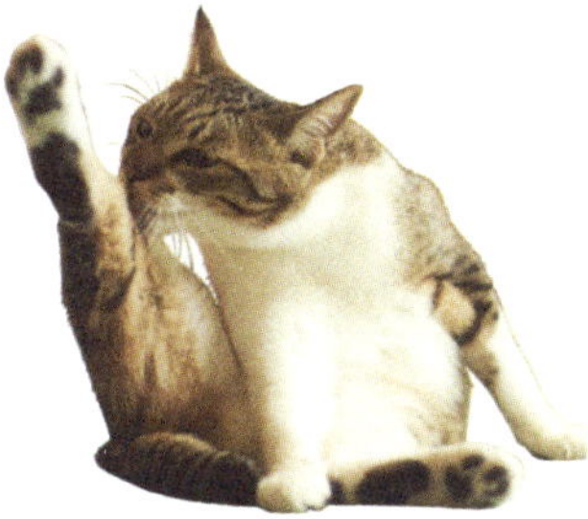

LE YOGA DU CHAT

31 poses de yoga inspirées par les chats

Masako Miyagawa

Photographies de
Akimasa Harada

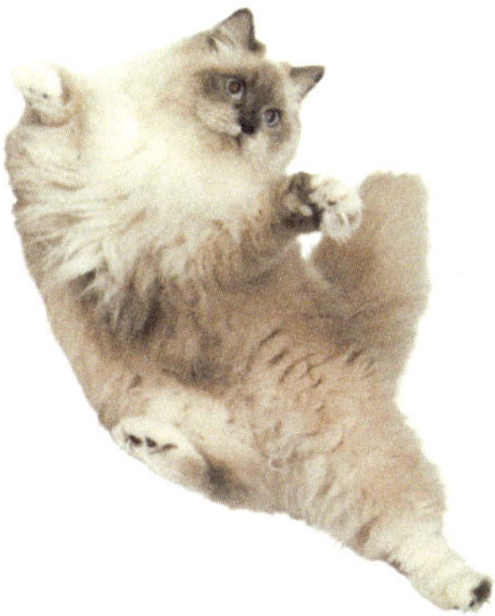

大
BIG
IN
JAPAN

LE YOGA DU CHAT

Souples, agiles, gracieux... À regarder les chats s'étirer nonchalamment ou bondir avec énergie, ne vous vient-il pas une envie irrésistible de faire un peu d'exercice ?

Certaines postures félines font penser au yoga. Illustré d'adorables photographies, volontiers humoristique, cet ouvrage a pour ambition d'insuffler à tous, des plus jeunes aux plus âgés, l'envie de gagner en souplesse. Les exercices d'étirement que vous trouverez ici puisent dans le yoga, une discipline largement diffusée aujourd'hui.

Inventé en Inde il y a environ deux millénaires, le yoga vise à contrôler les fluctuations du mental. Il préserve la vitalité du corps et de l'esprit tout en améliorant les capacités de concentration. Il comporte de nombreuses postures... dont certaines paraissent difficiles à réaliser. Mais, rassurez-vous : les postures que nous vous présentons résultent d'une combinaison d'exercices de yoga et de stretch pensés pour rester accessibles. S'inspirant des chats, elles se veulent aussi récréatives. Le yoga stretch consiste à étirer toutes les parties du corps, afin de le renforcer.

Quand elle tombe au sol, une boule de verre se brise tandis qu'une boule en caoutchouc rebondit. Il en va de même pour le corps humain. La souplesse est une force. Elle préserve la jeunesse et la santé.

La pratique du yoga stretch est source de multiples bienfaits : elle soulage les contractures, améliore le maintien, aide à récupérer de la fatigue. S'étirer procure des sensations agréables. Faire du bien à son corps donne aussi un sentiment de satisfaction qui est bénéfique pour le moral. Sans plus tarder, muni(e) de cet ouvrage, lancez-vous ! Nul doute que vous constaterez bientôt une diminution du stress et de l'anxiété. Vous pouvez à votre convenance ne pratiquer qu'un exercice d'étirement par jour ou en combiner plusieurs. Réalisez-les à votre rythme, et en prenant bien conscience de votre respiration.

Offrez-vous le temps de renouer avec votre corps et de cultiver votre bonne humeur !

Sommaire

Le nombre d'étoiles indique le niveau de difficulté.
★ : facile ★★ : niveau intermédiaire ★★★ : difficile

Recommandations avant de se lancer dans la pratique du yoga stretch

1 Votre condition physique est-elle compatible avec la pratique du yoga stretch ?

Il est recommandé aux femmes enceintes et aux personnes faisant l'objet d'un suivi médical de prendre au préalable l'avis de leur médecin. Si vous vous remettez d'une blessure, si vous souffrez de douleurs ou si, tout simplement, vous ne vous sentez pas en forme, ménagez-vous !

2 Impérativement pieds nus !

Exécutez les exercices pieds nus. En chaussettes, c'est dangereux : on peut glisser et se blesser ! Certains exercices sont à exécuter les orteils bien agrippés au sol ou… au mur !

3 Liberté de mouvement

Il n'est pas indispensable de revêtir une tenue spéciale pour pratiquer ces exercices. Des vêtements souples ou extensibles sont cependant recommandés pour ne pas entraver les mouvements d'étirement.

4 Tapis de sol ?

Certains exercices s'exécutent debout, d'autres, assis(e) en tailleur, à quatre pattes ou allongé(e) au sol. Le contact direct du sol peut être désagréable, voire douloureux, en particulier au niveau des fesses ou des articulations (coudes, genoux). Dans un souci de confort et d'hygiène, utilisez un tapis de gymnastique. Une serviette de bain et un coussin plat sont également utiles pour certains exercices.

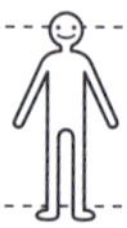

Pour chaque exercice de yoga stretch, vous retrouverez le dessin ci-contre. Les zones colorées en bleu indiquent les parties du corps sollicitées par l'exercice.

5 Respirez !

Les exercices de yoga stretch s'exécutent en alternant inspiration et expiration. L'inspiration stimule le corps par un apport d'oxygène. Diriger l'attention sur sa respiration a des effets bénéfiques : détente mentale et augmentation des capacités de concentration.

6 Maintenez la posture !

« Maintenez la posture durant 5 respirations » : vous retrouverez cette instruction dans la plupart des exercices. Veillez à la respecter afin que votre corps profite pleinement de l'exercice. L'objectif n'est pas de réussir à prendre une posture, mais de la maintenir !

7 Ne forcez pas trop !

Les photographies fournies pour chaque exercice sont destinées à vous guider. Tentez de reproduire les postures au mieux, mais évitez de trop forcer. Prenez en compte votre niveau de souplesse.

8 Matin ou soir ?

Pratiquez les exercices à votre convenance, le matin ou le soir. S'étirer le matin réveille le corps. S'étirer le soir procure de la détente. Certains exercices simples peuvent très bien se pratiquer dans le courant de la journée, même au travail durant une pause. Assouplissez votre corps dès que l'envie vous en prend ! Il est seulement déconseillé de faire ces exercices après un repas lourd ou bien arrosé.

La rédaction et l'éditeur de cet ouvrage déclinent toute responsabilité quant à d'éventuels problèmes découlant de la mise en pratique de ces exercices de yoga stretch. Ceux-ci sont à exécuter sous l'entière responsabilité du lecteur.

☐ Yoga stretch » 1 ★☆☆

Haut les mains !

Levez les bras pour étirer les flancs.

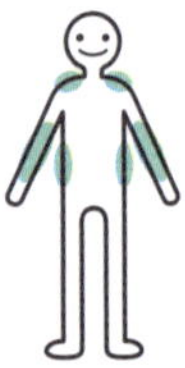

- ☒ Épaules
- ☒ Bras
- ☒ Flancs

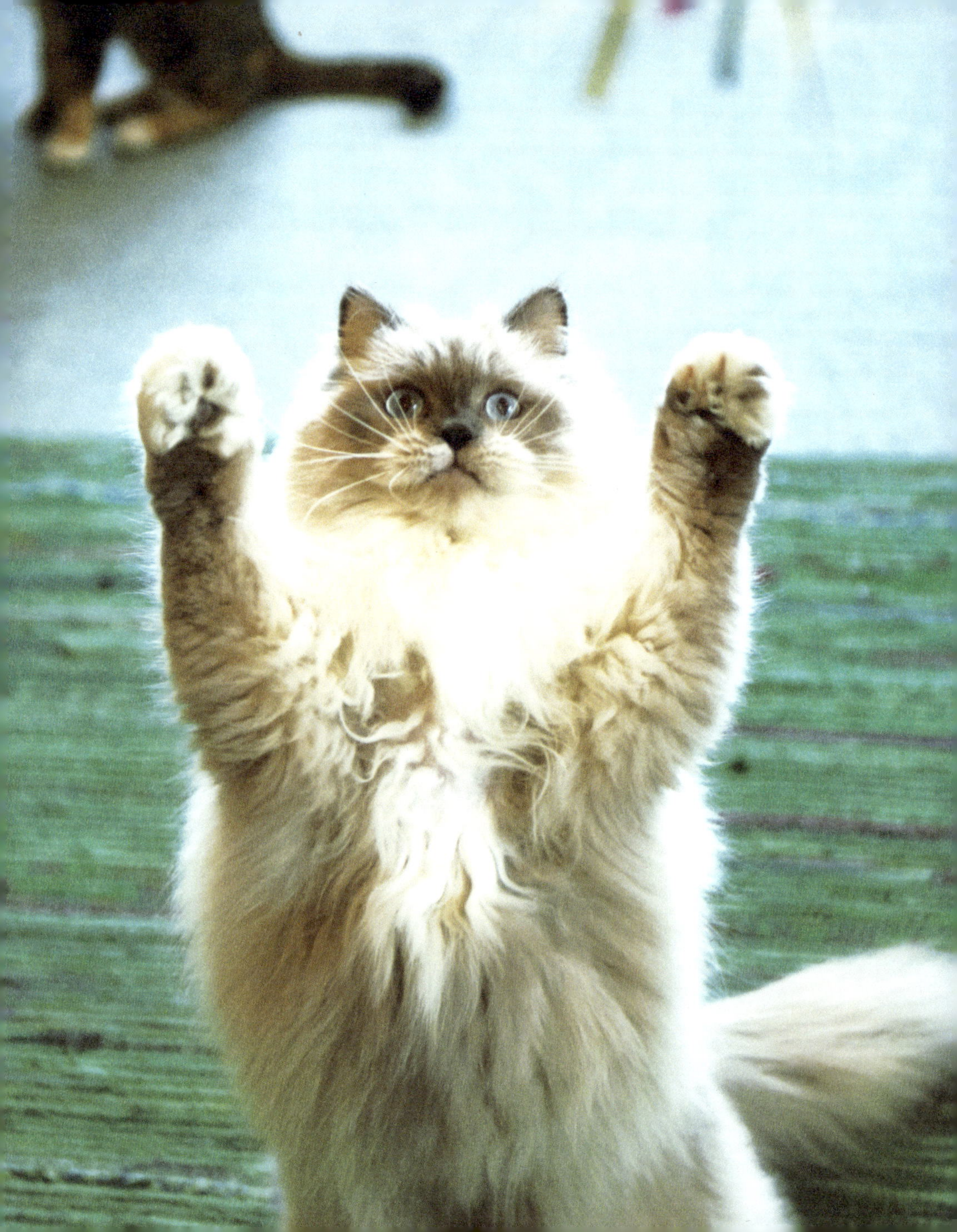

☐ Yoga stretch » 1

Haut les mains !

Cet exercice permet d'étirer les côtés du torse. Les pieds bien ancrés dans le sol, levez les deux bras à la verticale. Allez chercher bien haut pour étirer les flancs.

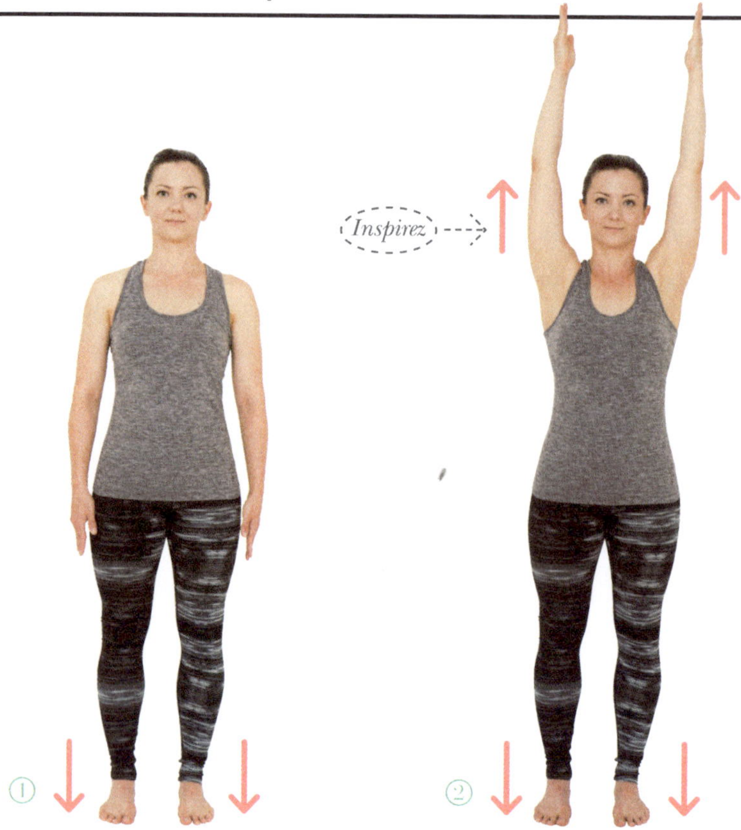

1 Écartez les pieds de la largeur des épaules et campez les jambes dans le sol. Redressez le torse pour étirer la colonne vertébrale.

2 Tout en inspirant, levez les bras à la verticale pour bien étirer les flancs.

★☆☆

Bienfaits

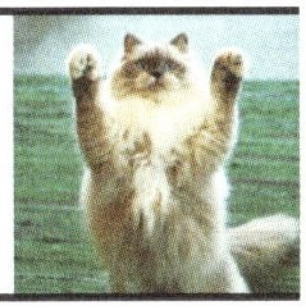

■ Soulage les contractures des épaules. ■ Stimule la vitalité.
■ Tonifie l'arrière des bras. ■ Atténue l'effet « chauve-souris ».

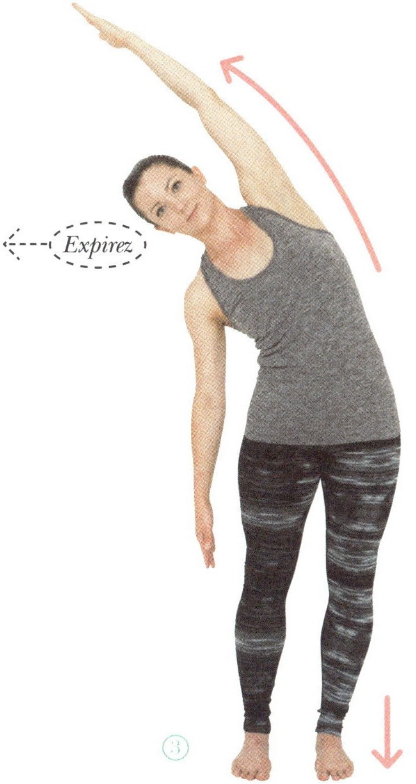

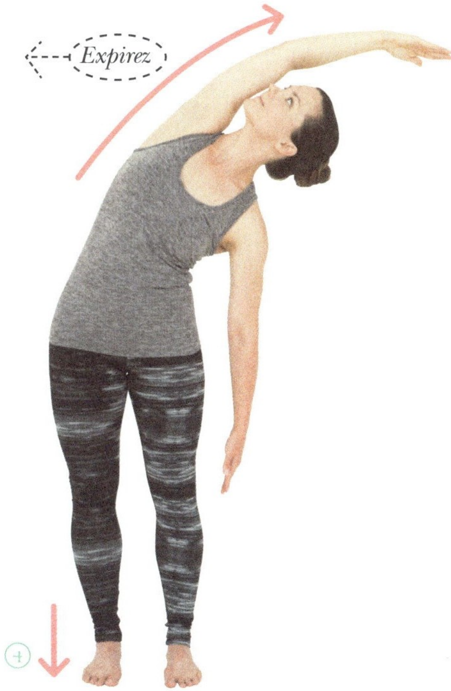

3 Baissez le bras droit, puis inclinez le buste vers la droite pour étirer le flanc gauche. **Maintenez la posture durant 5 respirations.**

4 Revenez au centre. **Répétez le même mouvement de l'autre côté et maintenez la posture durant 5 respirations.** Pour reposer la nuque, le visage peut être tourné vers le bras tendu à l'oblique.

Plié en deux !

Assis(e) jambes tendues, rabattez le torse en avant.

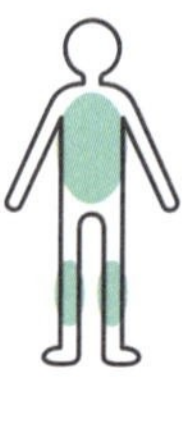

☒ Dos, bassin

☒ Jambes

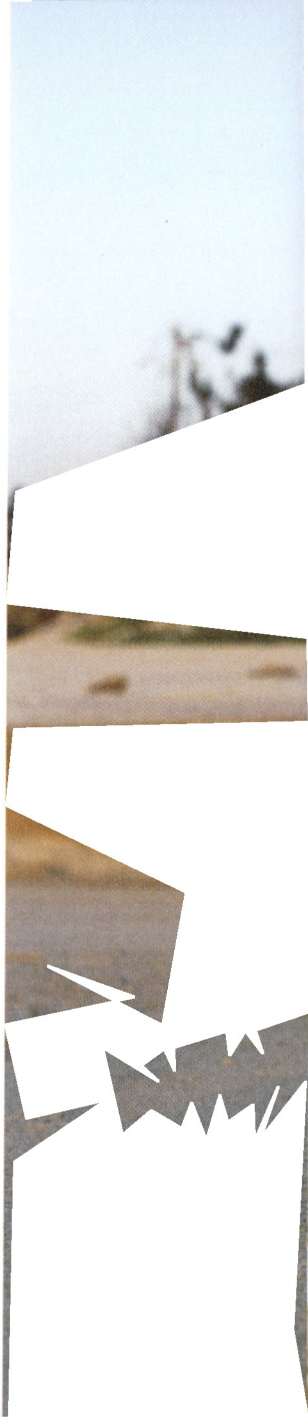

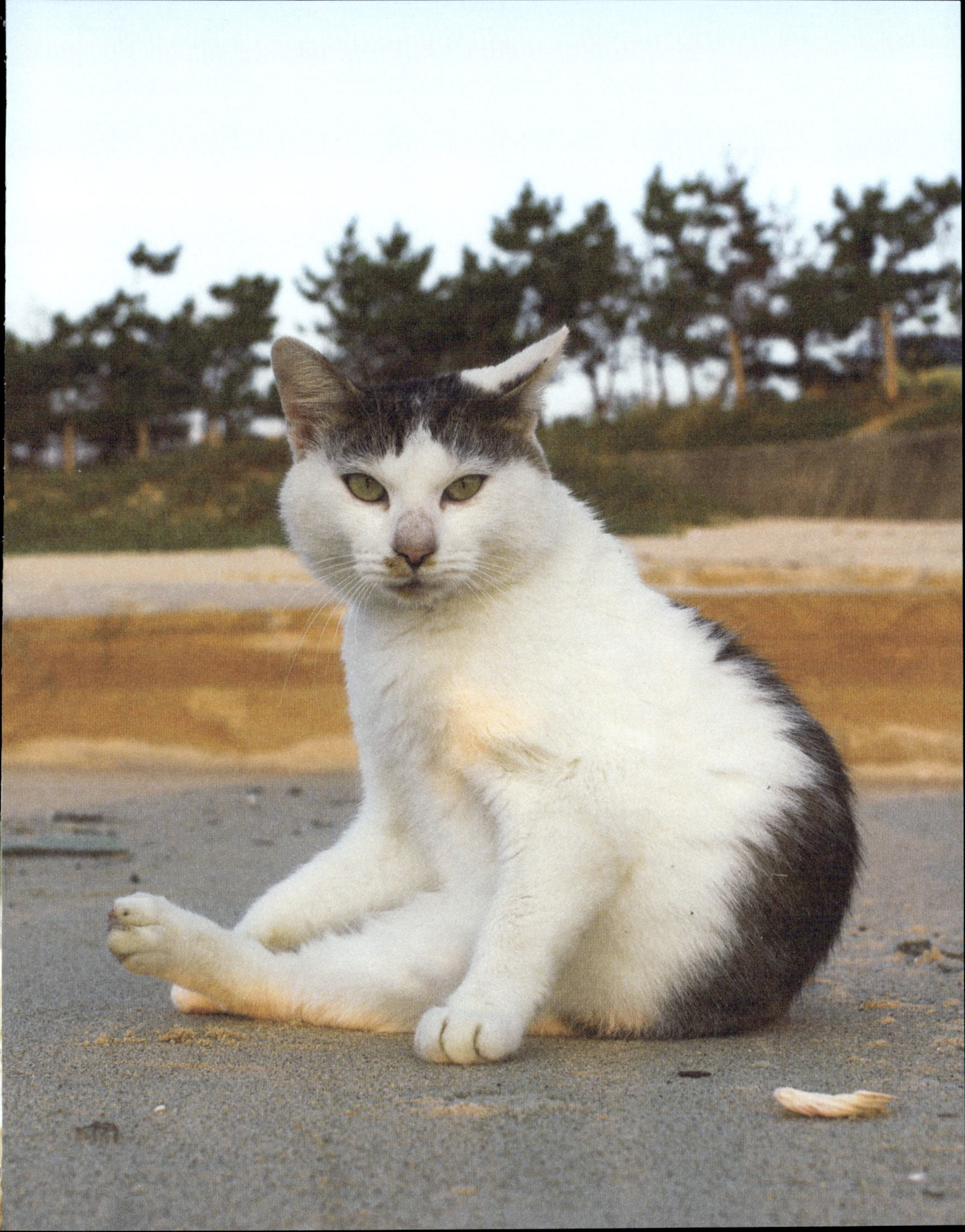

Plié en deux !

Assis(e) jambes tendues, bras levés, dos bien droit, rabattez le torse vers l'avant. C'est l'une des postures clés du yoga. On l'appelle « posture de la Pince » ou, dans une traduction littérale du sanskrit, « de l'étirement intense vers l'Ouest».

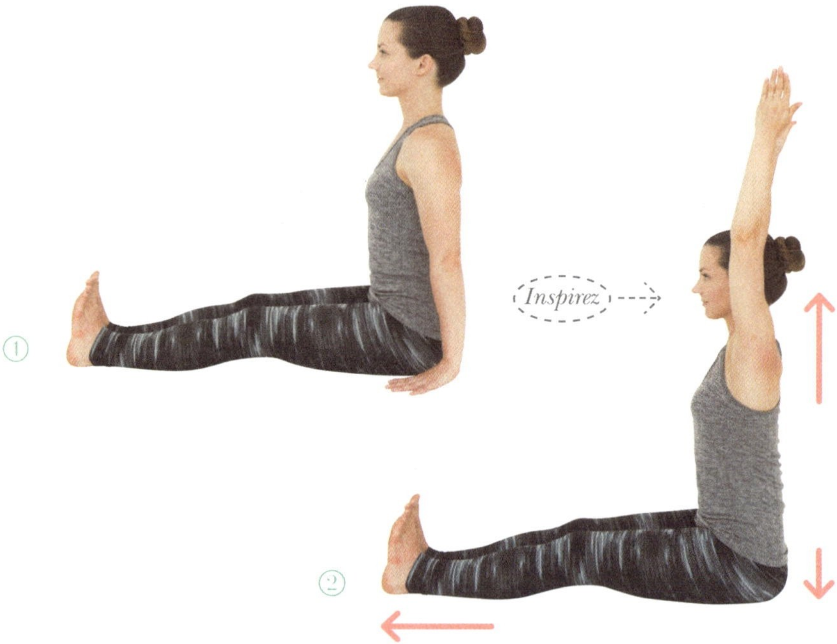

1 Asseyez-vous jambes jointes tendues en avant et redressez le dos pour étirer la colonne vertébrale. Vous pouvez vous asseoir sur le bord d'un coussin plat (ou d'une galette de chaise) pour faciliter l'exercice.

2 Levez les bras à la verticale pour étirer simultanément les muscles du dos et des flancs.

★☆☆

Bienfaits

■ Soulage les contractures du dos. ■ Améliore le fonctionnement des organes de l'appareil digestif. ■ Atténue les migraines. ■ Évacue la fatigue. ■ Réduit le stress.

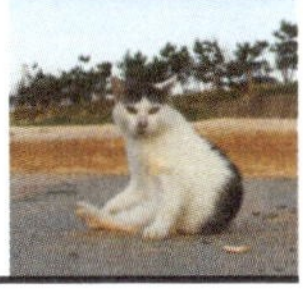

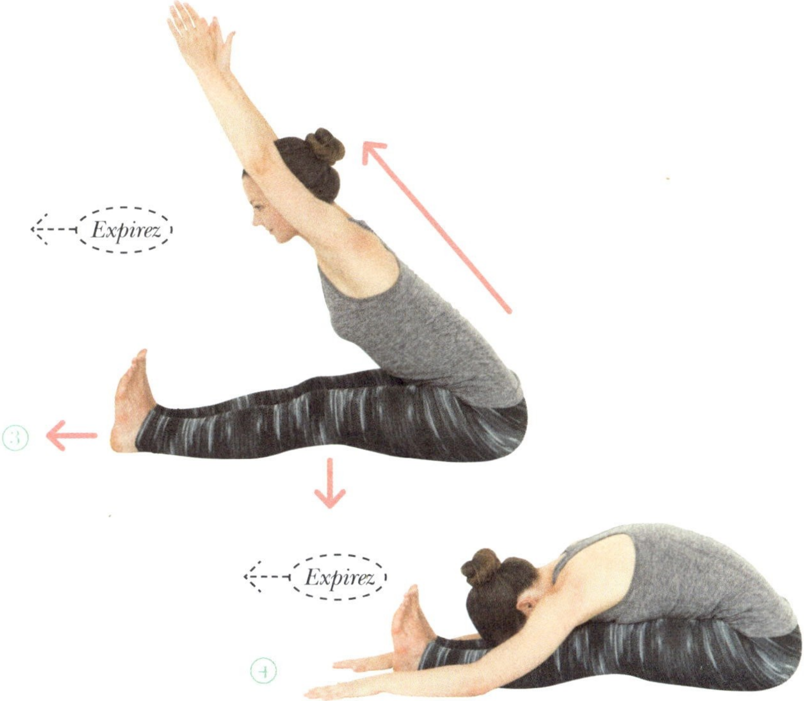

3 Regard dirigé vers les orteils, rabattez le torse en avant en vous efforçant de coller l'abdomen contre le haut des cuisses. Arrêtez la descente du torse lorsque la tension sous les cuisses devient trop douloureuse. **Maintenez la posture durant 5 respirations.**

4 Personnes souples: rabattez le torse jusqu'à le plaquer contre les jambes. **Le corps plié en deux, maintenez la posture durant 5 respirations.**

☐ Yoga stretch » 3 ★☆☆

Twist accroupi

Accroupissez-vous jambes écartées, et vrillez le torse.

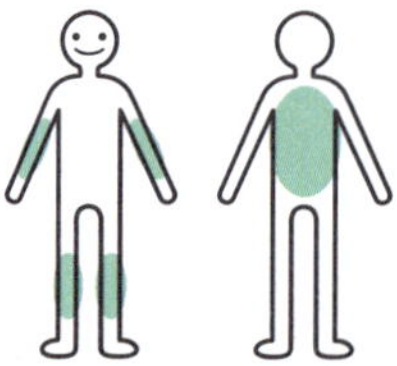

- ☑ Bras
- ☑ Jambes
- ☑ Dos, bassin

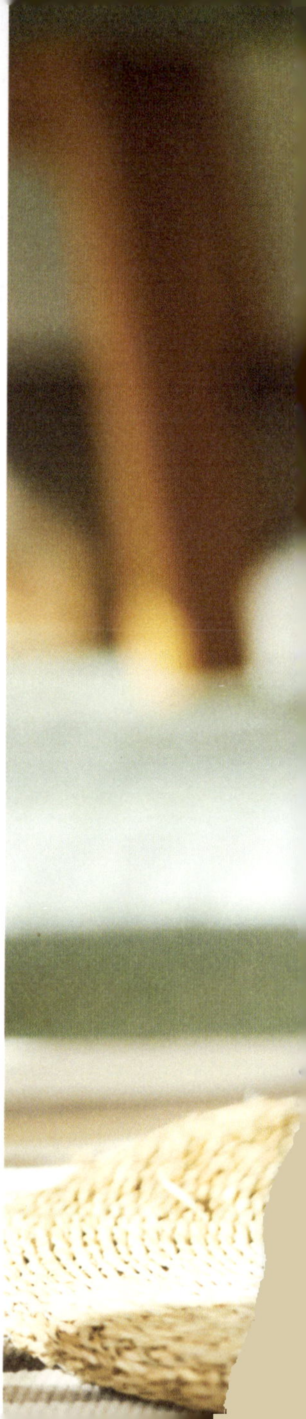

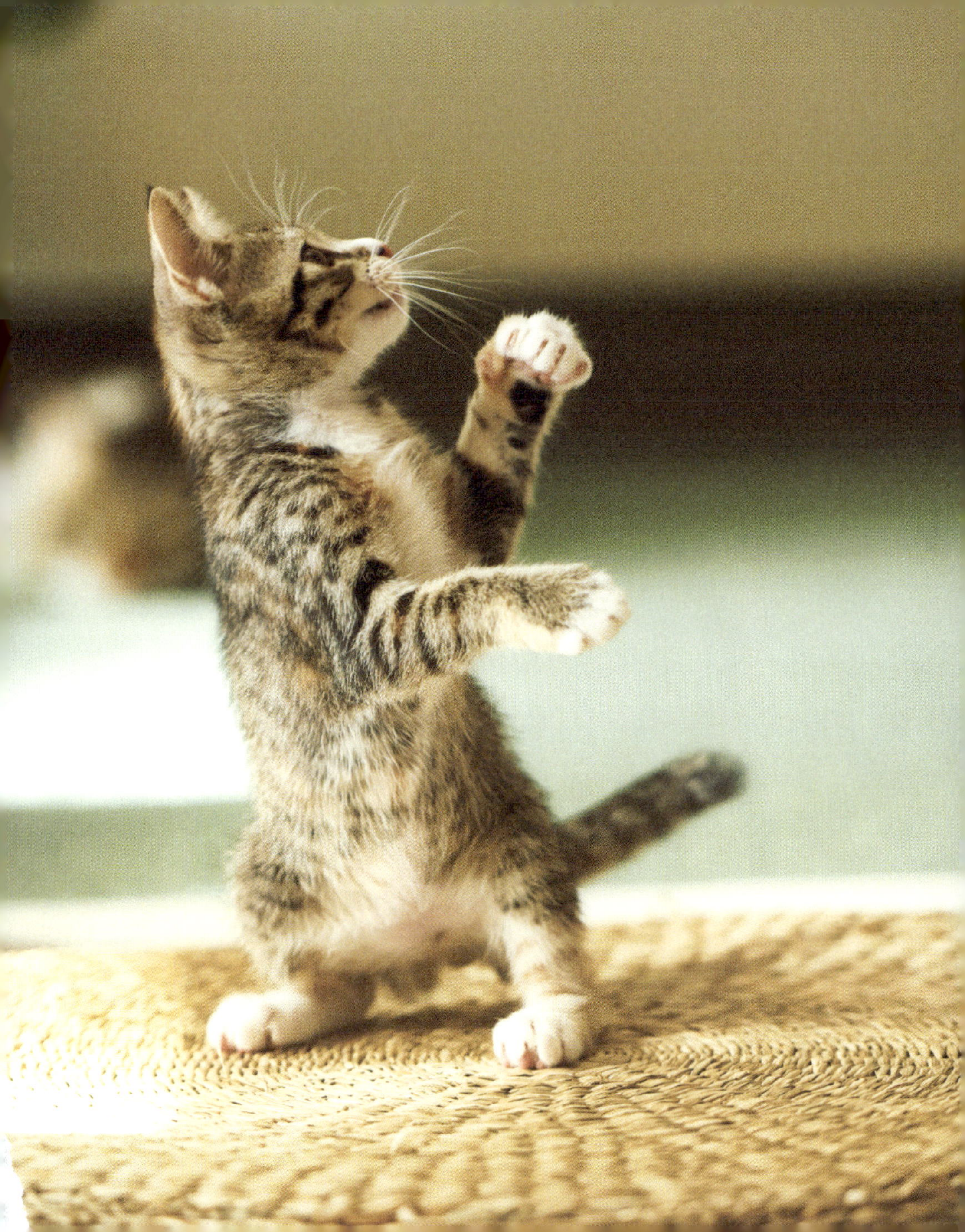

☐ Yoga stretch » 3

Twist accroupi

Accroupissez-vous jambes écartées et joignez les mains paume contre paume devant le buste. En yoga, c'est la « posture de la Guirlande » (en sanskrit : *malasana*). Ouvrez ensuite les bras et vrillez le torse en tendant un bras en arrière. Travaillez les deux côtés.

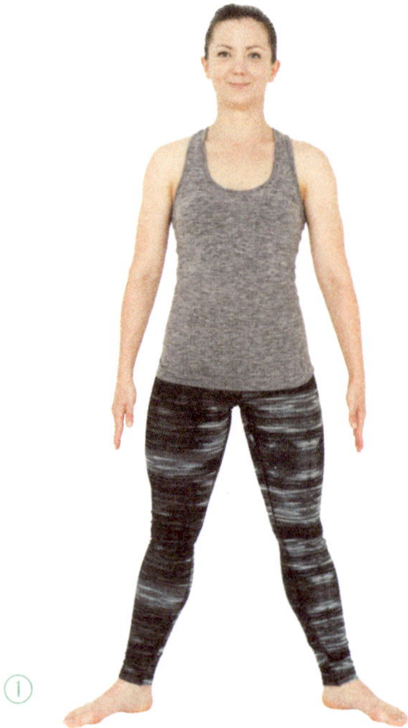

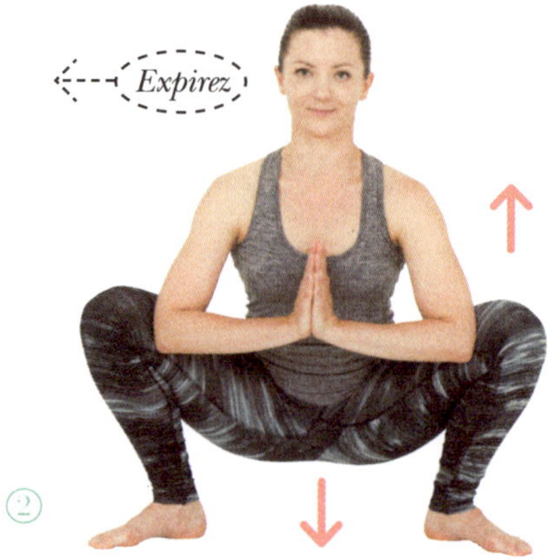

1 Écartez les pieds d'une largeur supérieure à celle du bassin. Ouvrez légèrement les pieds vers l'extérieur.

2 Tout en expirant, accroupissez-vous en fléchissant les genoux, puis joignez les mains devant le buste. Appliquez les coudes contre les genoux. De chaque côté, genou et pied sont à orienter dans la même direction.

★☆☆

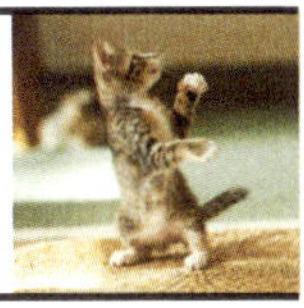

Bienfaits

■ Améliore la ligne en renforçant le bas du corps. ■ Soulage les douleurs lombaires. ■ Assouplit les articulations des hanches. ■ Soulage la constipation.

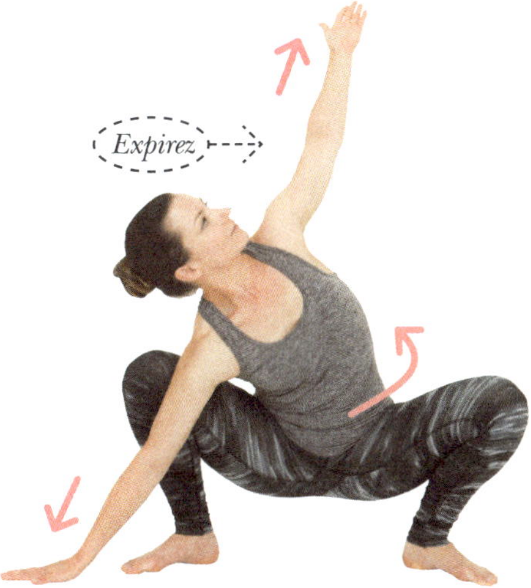

3

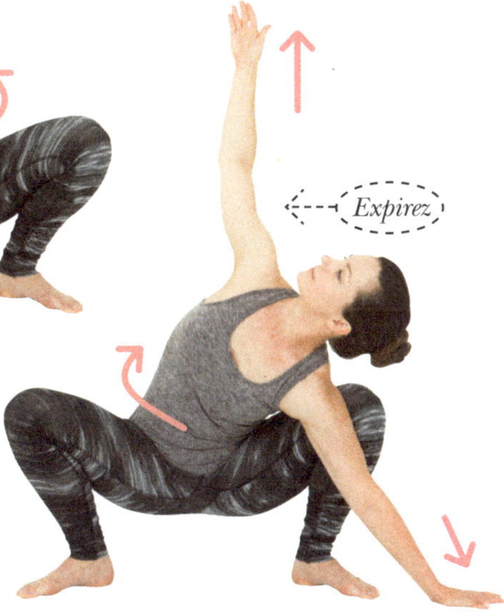

4

3 Posez la main droite au sol. Tout en expirant, tendez le bras gauche vers le haut, à l'oblique, puis retournez-vous en vrillant le torse. Ouvrez bien les bras et **maintenez la posture durant 5 respirations.**

4 Tout en prenant une inspiration, revenez à la position initiale, mains jointes devant le buste. Posez la main gauche au sol. Tout en expirant, tendez le bras droit vers le haut, à l'oblique, puis retournez-vous en vrillant le torse. **Maintenez la posture durant 5 respirations.**

☐ Yoga stretch » 4 ★★☆

Bien tonique

À quatre pattes, tendez les jambes vers l'arrière, et faites la Planche !

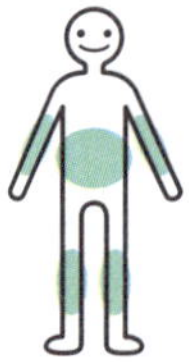

☑ Bras

☑ Abdomen

☑ Jambes

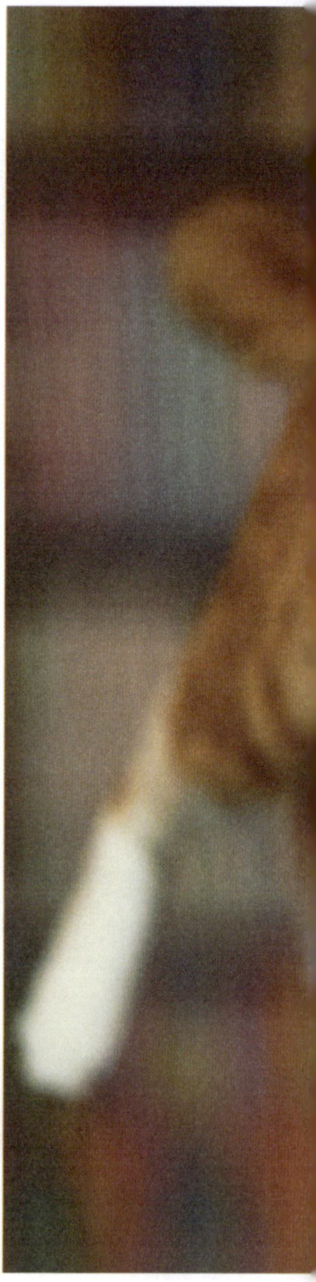

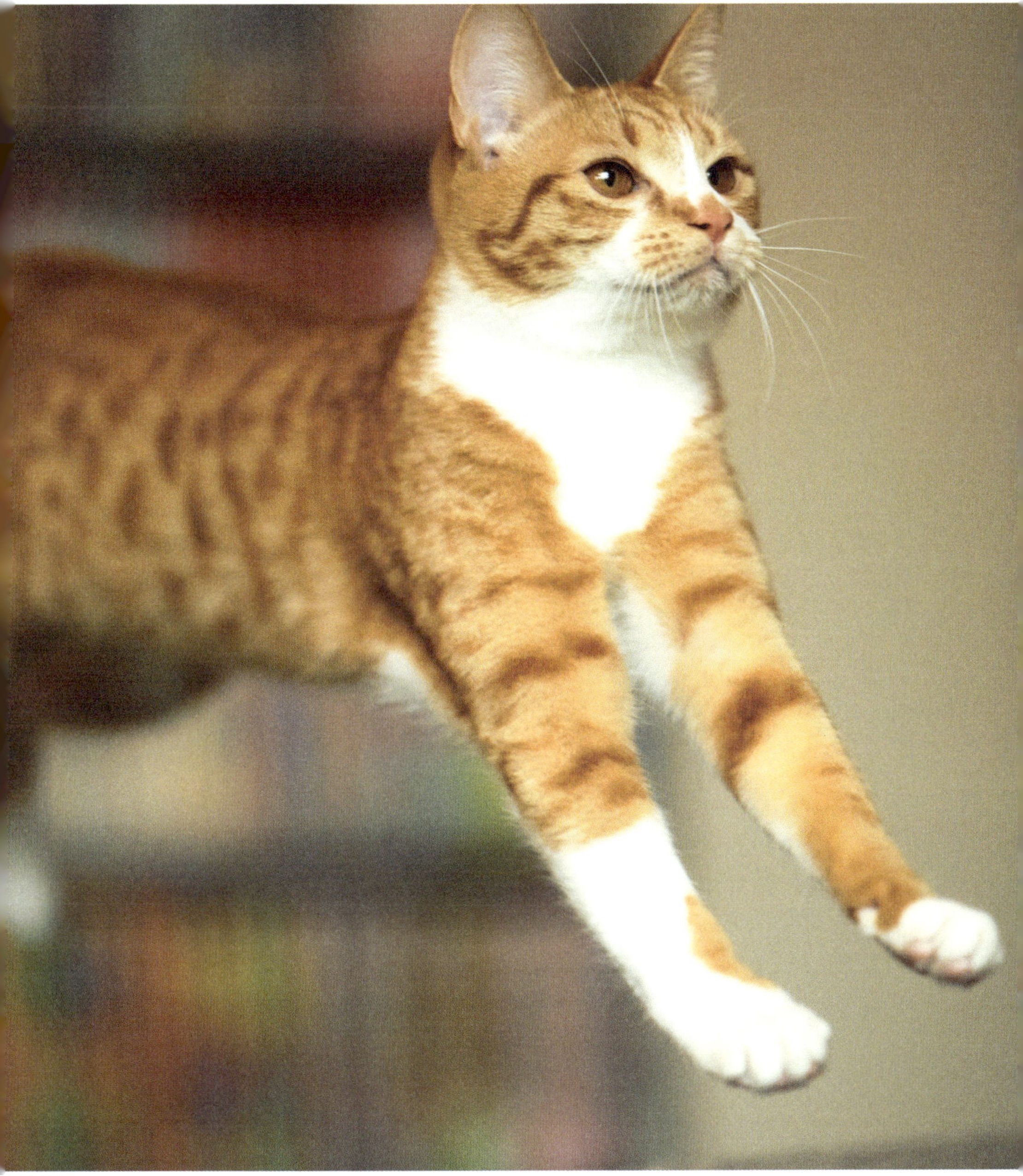

Bien tonique

Mettez-vous à quatre pattes, tendez les jambes vers l'arrière en prenant appui sur les orteils. En yoga, c'est la « posture de la Planche » (en sanskrit : *kumbhakasana*).

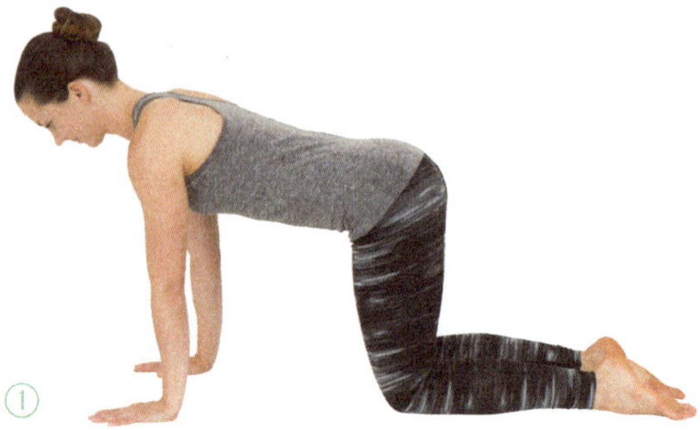

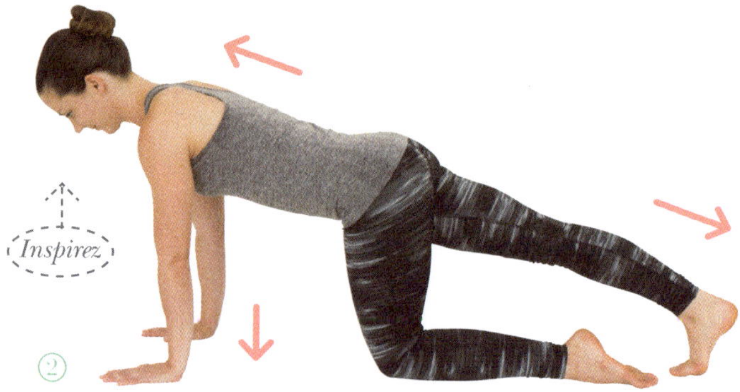

1 Mettez-vous à quatre pattes, mains écartées à la largeur des épaules, et cuisses perpendiculaires au sol.

2 Tendez la jambe droite vers l'arrière en prenant appui sur les orteils.

★★☆

Bienfaits

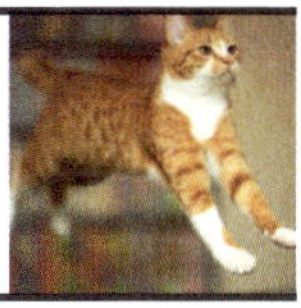

■ Tonifie la ligne du corps. ■ Tonifie l'arrière des bras / Atténue l'effet « chauve-souris ». ■ Renforce les muscles pectoraux. ■ Améliore le maintien. ■ Soulage les douleurs lombaires.

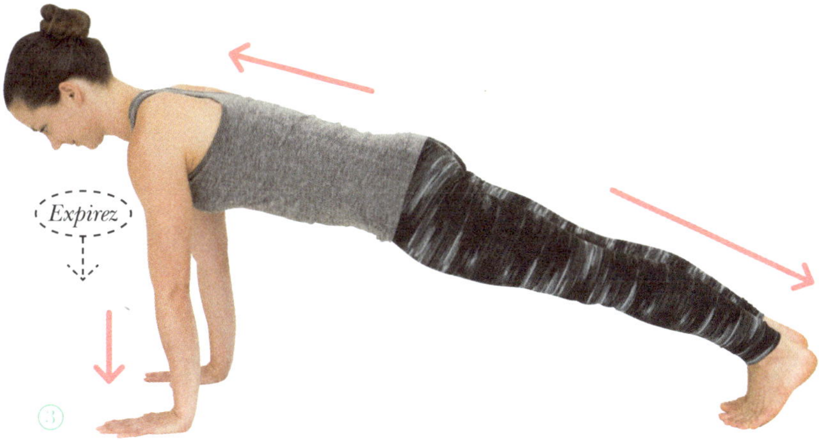

3 Tendez également la jambe gauche. Les talons sont bien pointés vers l'arrière. Les fesses ne pointent pas vers le haut. Le bassin ne s'affaisse pas vers le sol. Le corps est tendu, aligné de la tête aux talons, dessinant une planche. Tendez bien le cou et **maintenez la posture durant 5 respirations.**

Haut les bras… Haut les cœurs !

Jambes bien écartées, inclinez le torse vers une jambe en levant un bras en l'air.

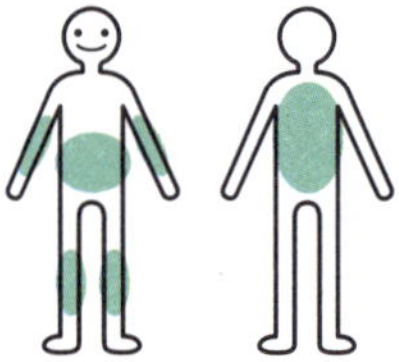

- ☒ Bras
- ☒ Abdomen
- ☒ Jambes
- ☒ Dos, bassin

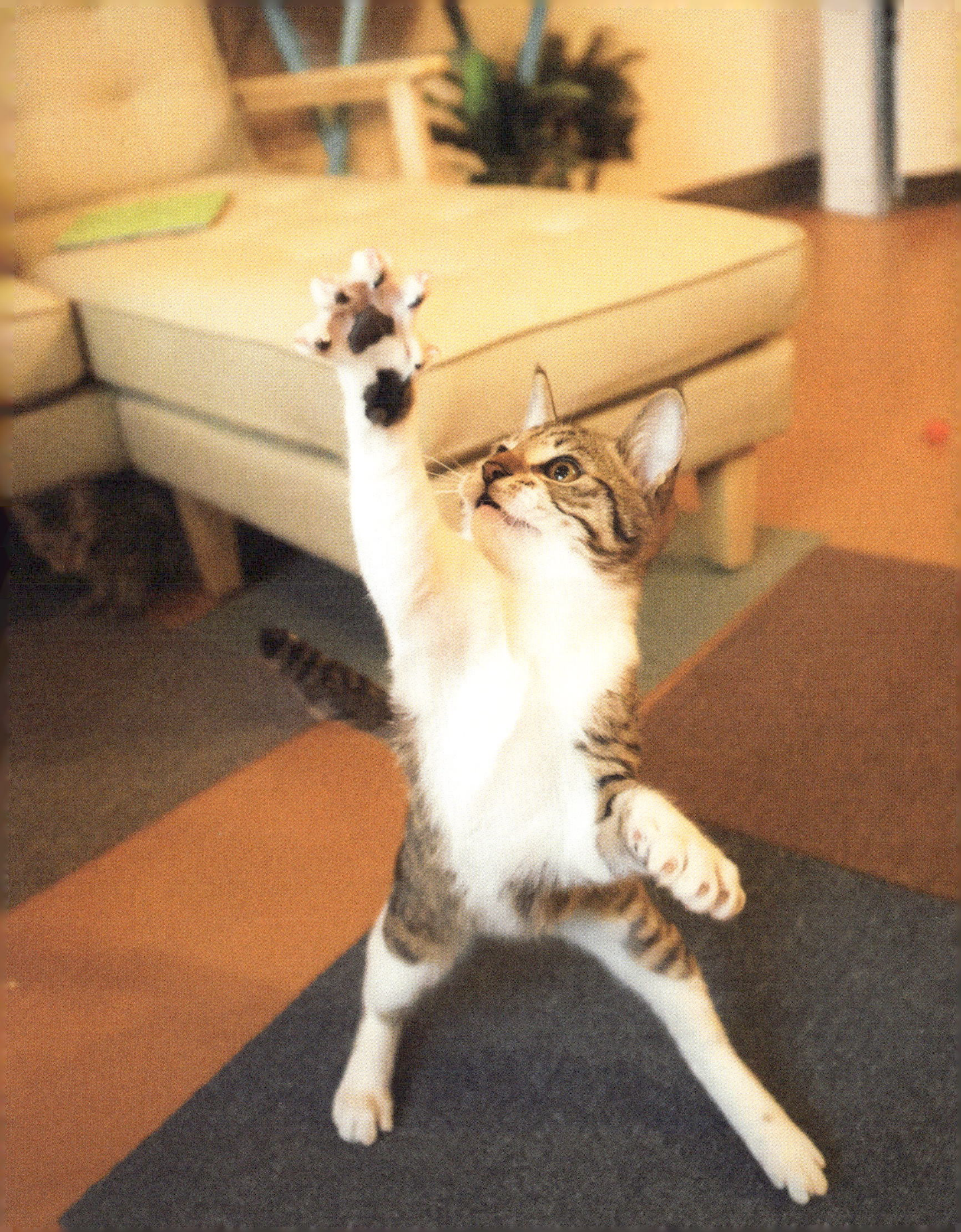

Haut les bras… Haut les cœurs !

Ouvrez bien grand les bras, puis inclinez le torse vers une jambe tout en levant bien haut le bras opposé. En yoga, c'est la « posture du Triangle » (en sanskrit : *trikonasana*).

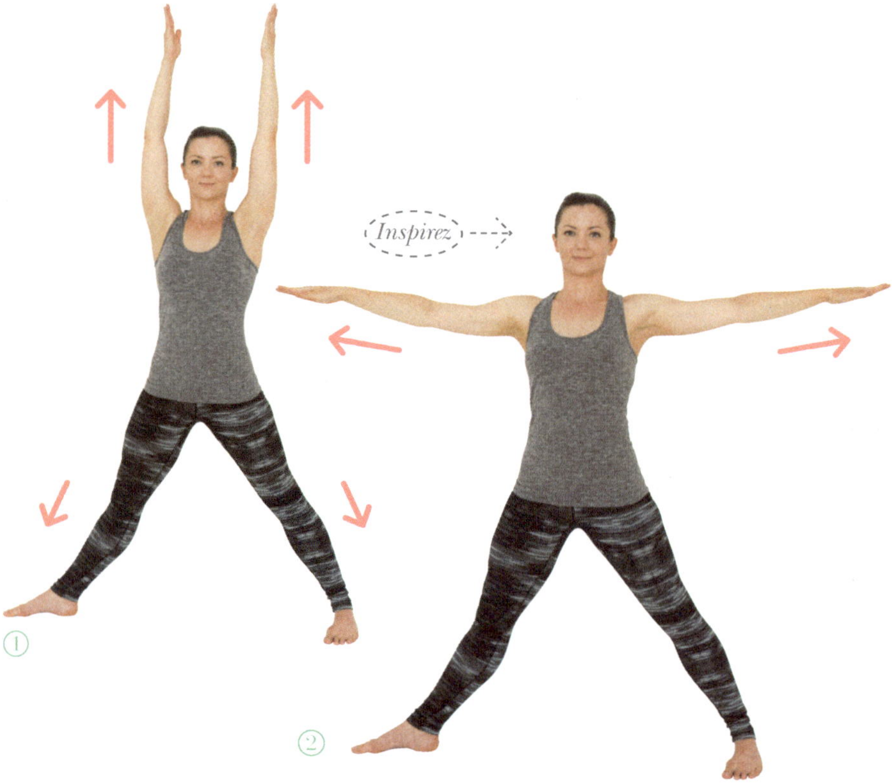

1 Debout, jambes bien écartées, ouvrez le pied droit à 90°. Tournez légèrement le pied gauche vers l'intérieur. Levez les bras à la verticale.

2 Après avoir bien étiré les flancs, ramenez les bras à l'horizontale des épaules.

★☆☆

Bienfaits

■ Soulage les contractures du dos. ■ Renforce les jambes. ■ Réduit le stress. ■ Améliore le fonctionnement des organes du système digestif.

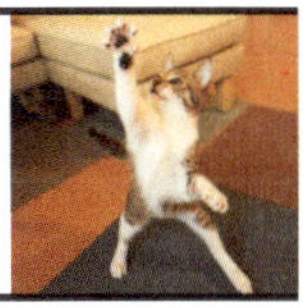

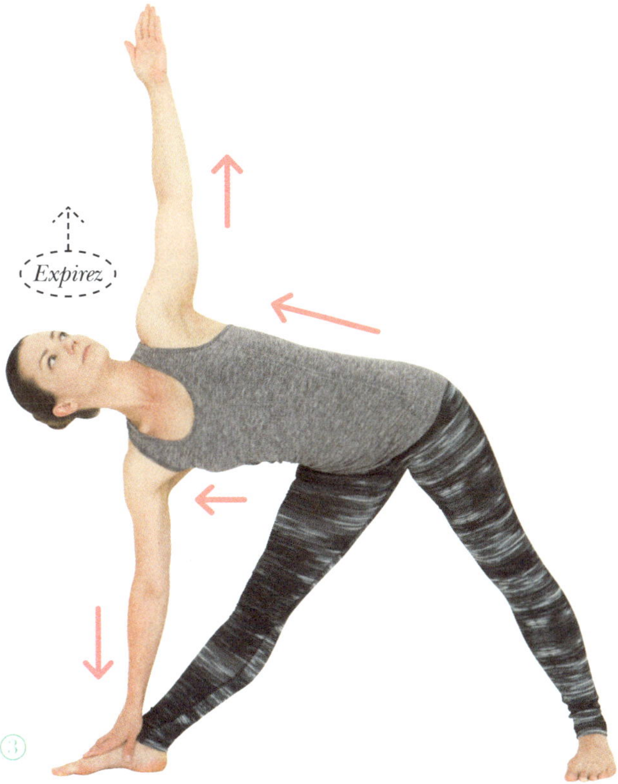

3 Inclinez le torse vers la droite, à partir du haut de la cuisse. Saisissez le pied droit de la main droite. Tendez bien haut la main gauche tout en la fixant du regard. **Maintenez la posture durant 5 respirations. Répétez l'exercice de l'autre côté.**

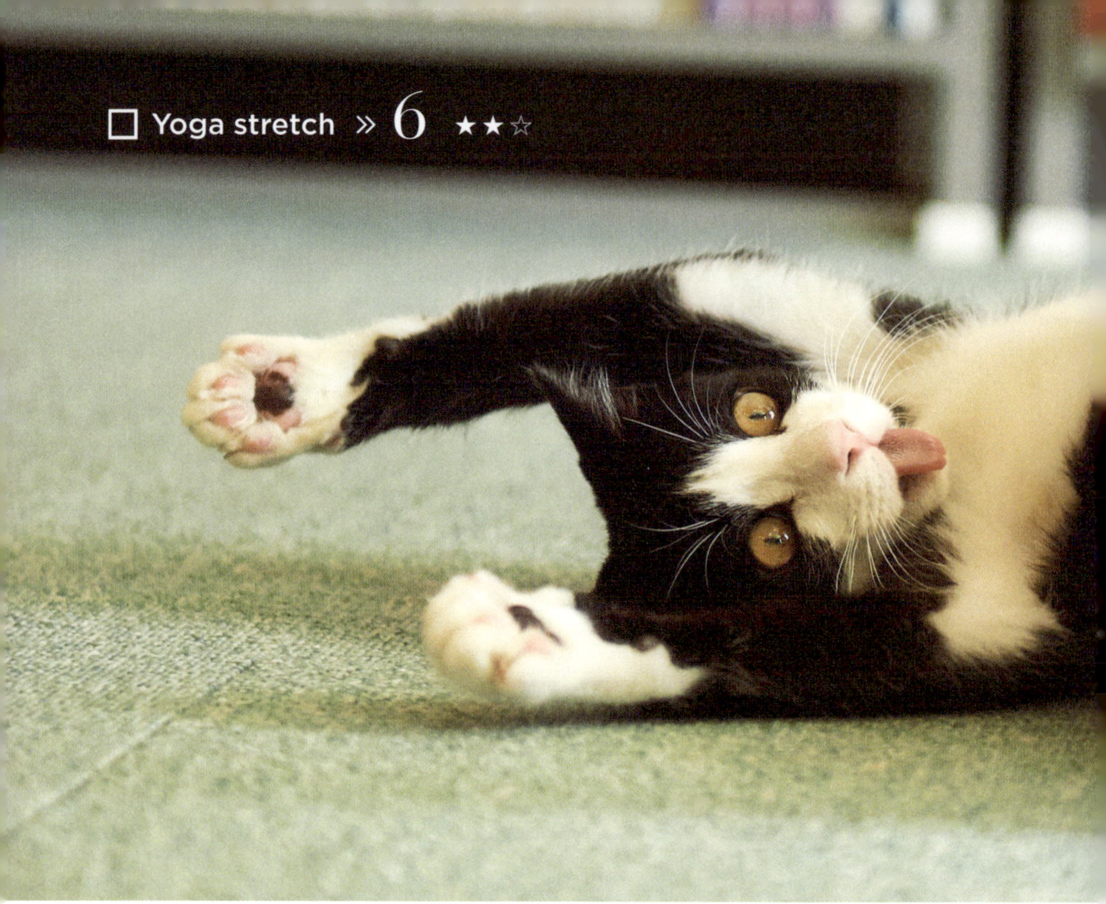

Les quatre fers en l'air

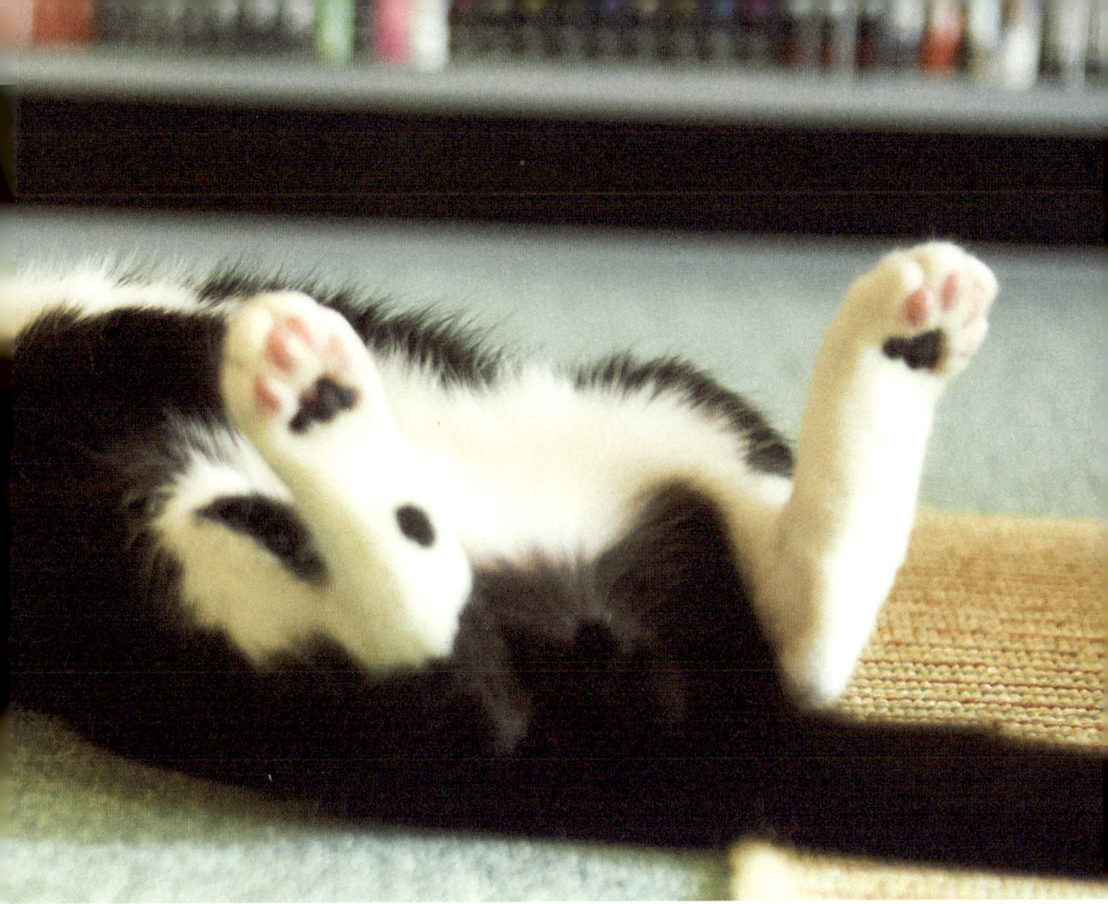

Allongé(e) sur le dos, jambes fléchies, ramenez les genoux vers les côtés de votre torse et saisissez vos pieds.

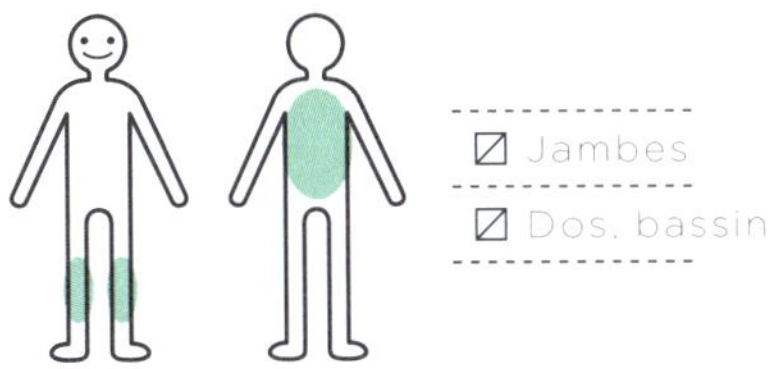

Les quatre fers en l'air

Jambes fléchies, saisissez vos pieds, et étirez alternativement chaque jambe. Tout en étirant une jambe, basculez de droite à gauche et vice-versa en faisant jouer le poids de votre corps.

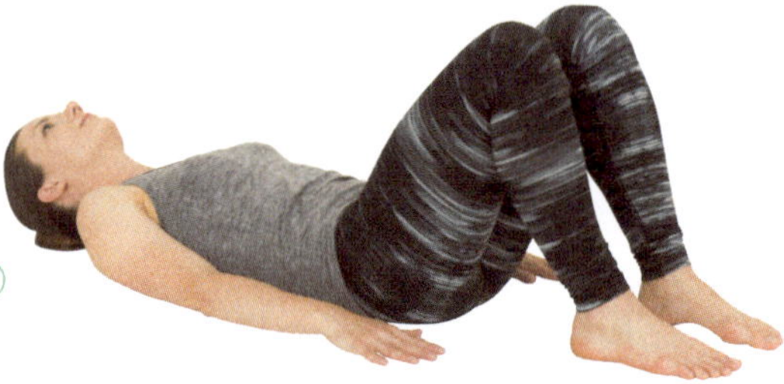

①

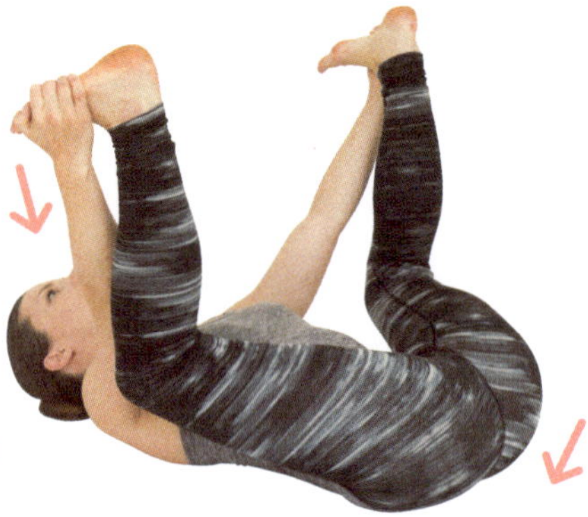

②

1 Étendez-vous sur le dos, jambes fléchies.

2 Écartez les genoux, puis ramenez-les vers les côtés de votre torse. Quand les plantes de pied sont tournées vers le haut, saisissez les côtés extérieurs de vos pieds.

★★☆

Bienfaits

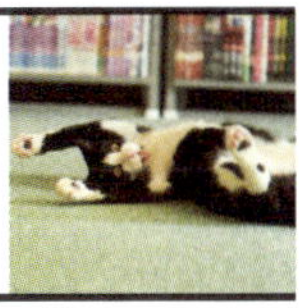

■ Calme l'activité cérébrale. ■ Apaise le mental.
■ Soulage les douleurs lombaires. ■ Évacue la fatigue.

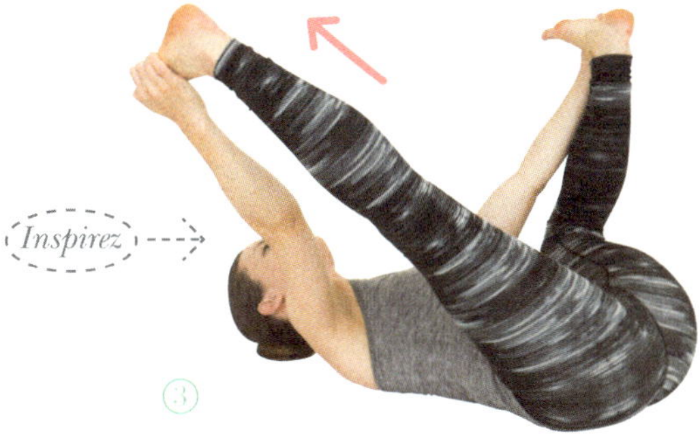

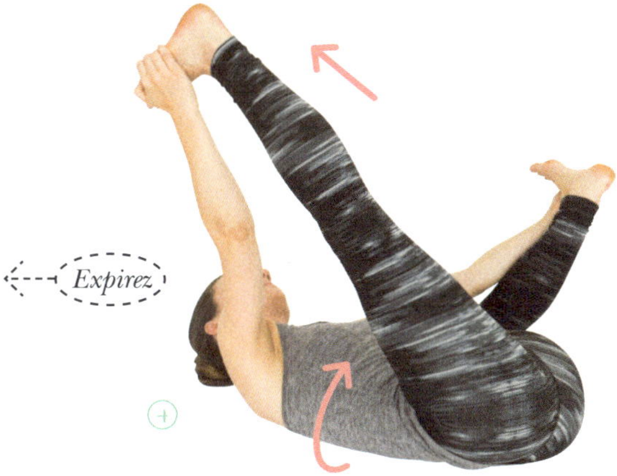

3 Tout en tenant les pieds avec les mains, tendez autant que possible la jambe droite afin d'étirer l'arrière de la cuisse et l'envers du genou.

4 Basculez le poids du corps vers la gauche. Jambe droite tendue, jambe gauche fléchie, amenez la cuisse et le genou de la jambe gauche contre le sol. La fesse droite se détache du sol. **Maintenez la posture durant 5 respirations. Répétez les étapes 3 et 4 de l'exercice en tendant cette fois la jambe gauche.**

☐ **Yoga stretch** » 7 ★☆☆

Langue tirée !!!

Assis(e) en Seiza (jambes fléchies sous le corps, dos des pieds contre le sol, fesses contre la plante des pieds), tendez les bras tout en tirant la langue !

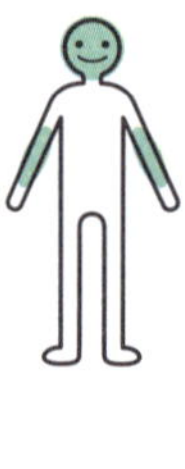

☑ Tête, visage

☑ Bras

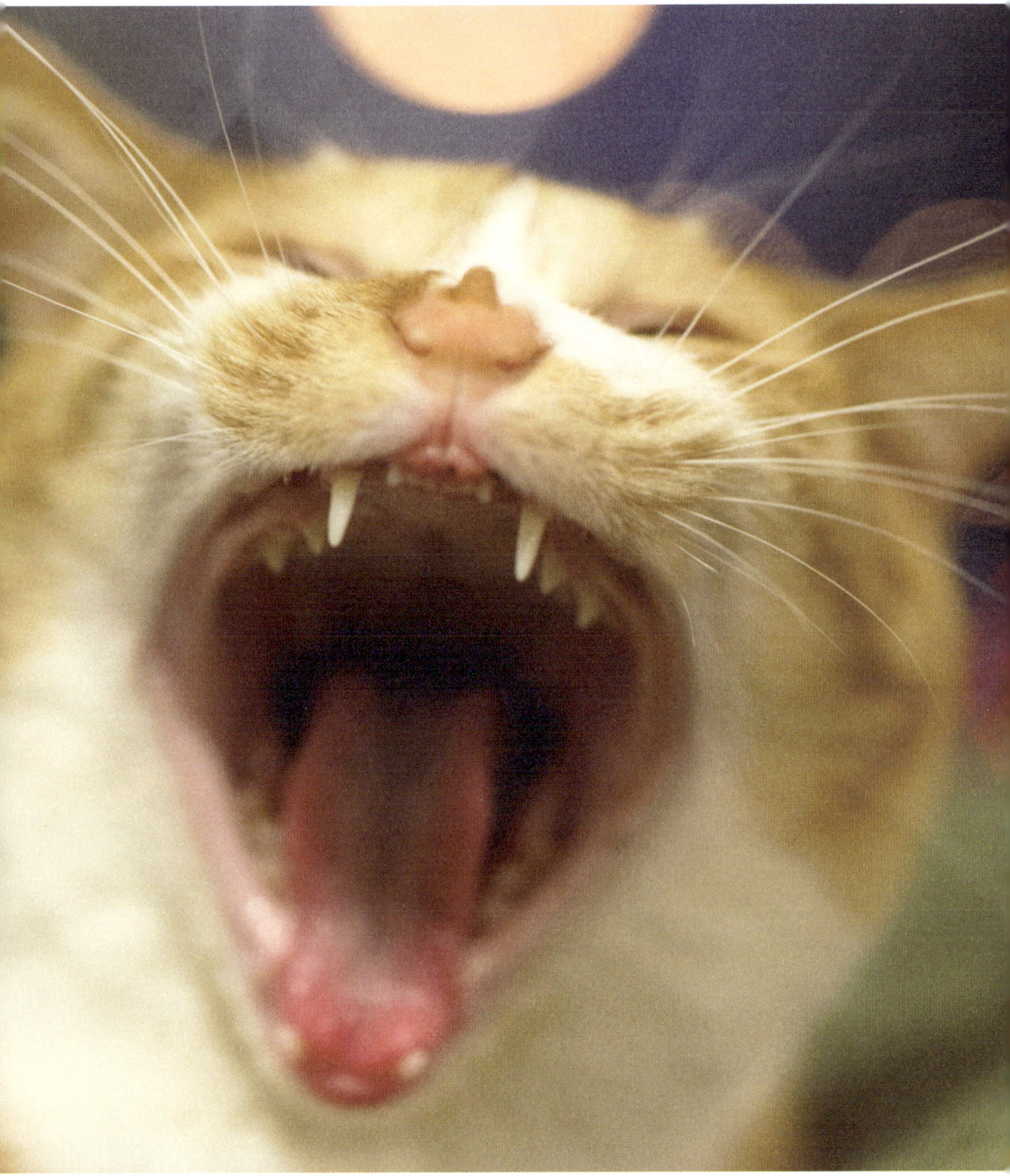

☐ Yoga stretch » 7

Langue tirée !!!

En yoga, c'est la « posture du Lion rugissant » (en sanskrit : *simhasana*). Assis(e) en Seiza, ouvrez grand la bouche, simultanément tirez la langue et tendez les bras en ouvrant grand les mains.

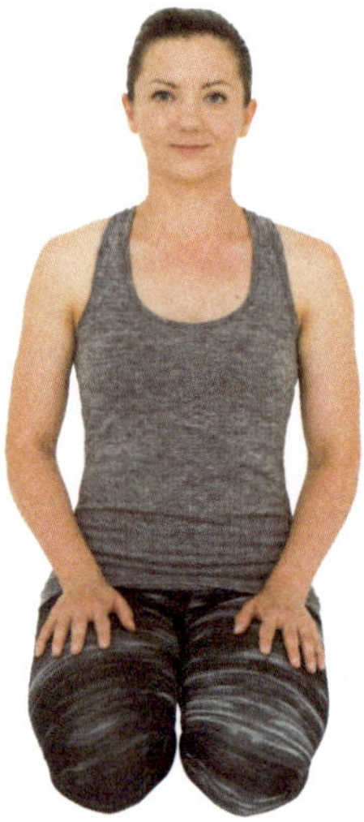

①

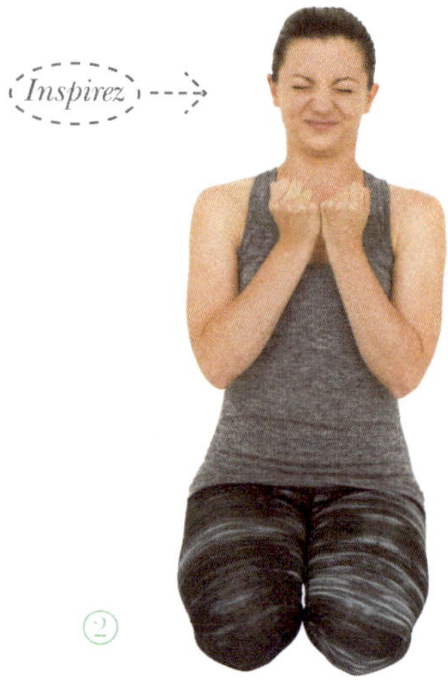

②

1 Asseyez-vous en Seiza : jambes fléchies sous le corps, dos des pieds contre le sol, fesses contre les plantes des pieds.

2 Fermez les yeux et contractez le visage comme pour le ramener vers le nez. Serrez les poings et ramenez-les contre le buste en pliant les bras.

★☆☆

Bienfaits

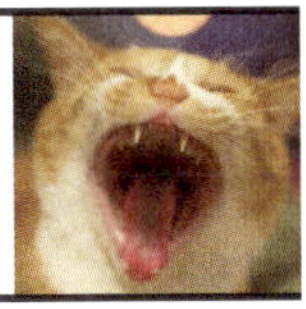

■ Raffermit la peau du cou / Prévient le relâchement de la peau du cou. ■ Améliore l'haleine.

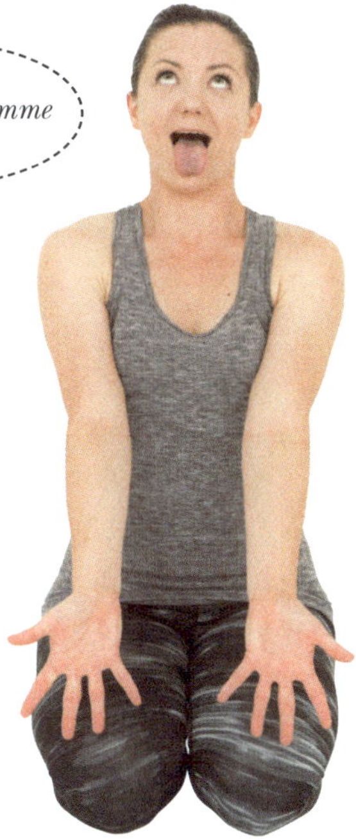

3 Simultanément : expirez énergiquement en ouvrant grand la bouche et en tirant la langue vers le bas. Regardez vers le haut sans relever la tête et en ouvrant grand les yeux. Tendez les bras en avant en ouvrant grand les mains. **Répétez 5 fois les étapes 2 et 3 de l'exercice.**

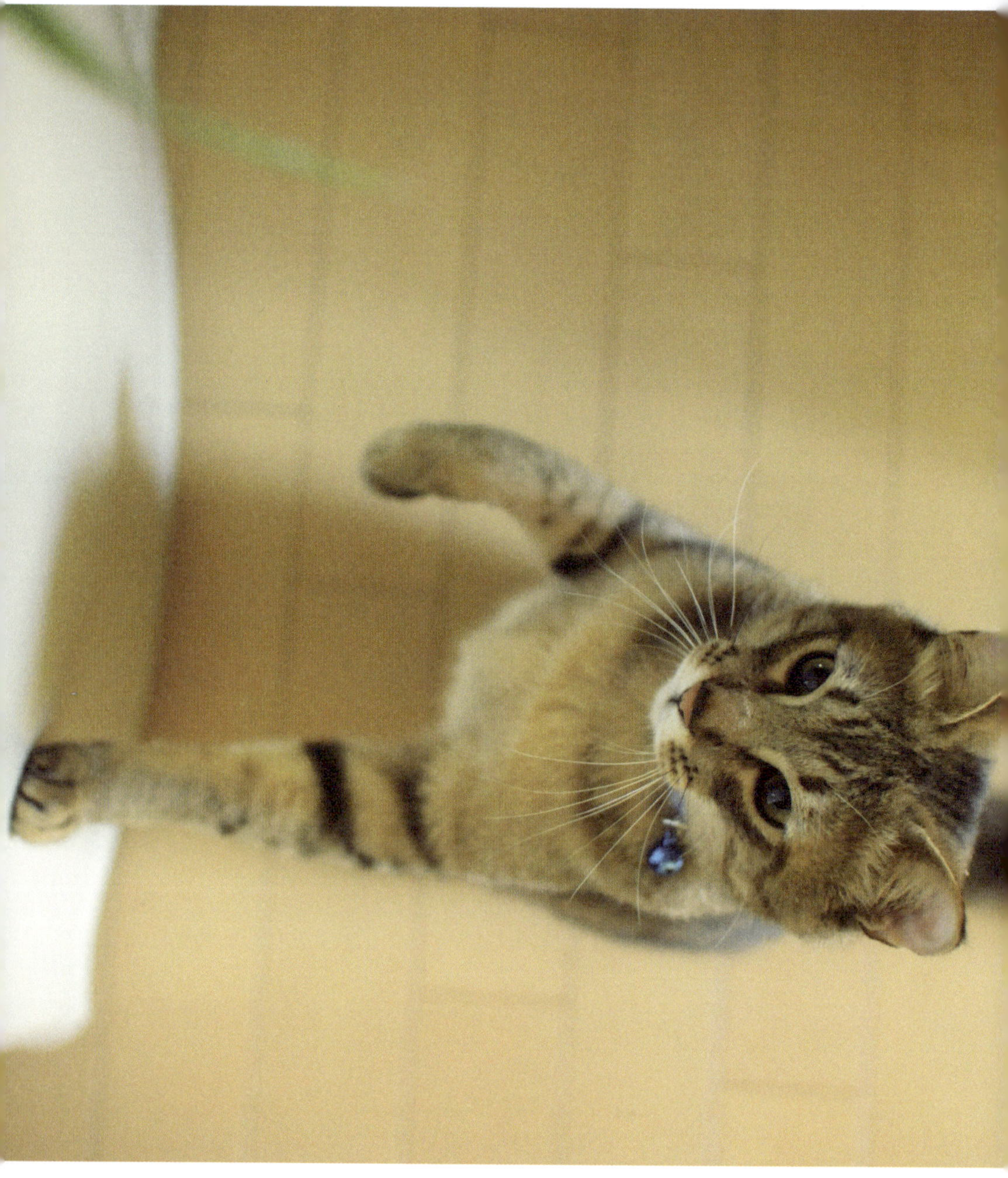

Face au mur...

Main au mur, ramenez un talon vers les fesses.

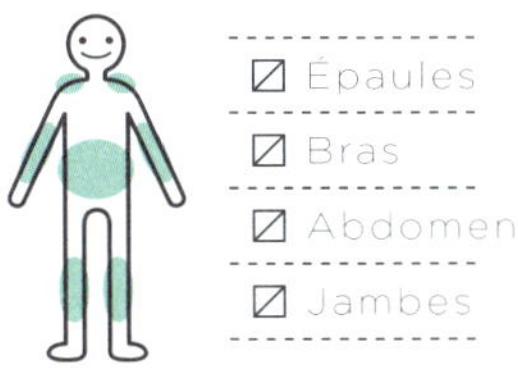

Yoga stretch » 8

Face au mur…

C'est une variante de la « posture du Danseur » (en sanskrit : *natarajasana*). Elle est plus facile à exécuter, car en prenant appui d'une main sur le mur, on s'étire sans risquer de perdre l'équilibre.

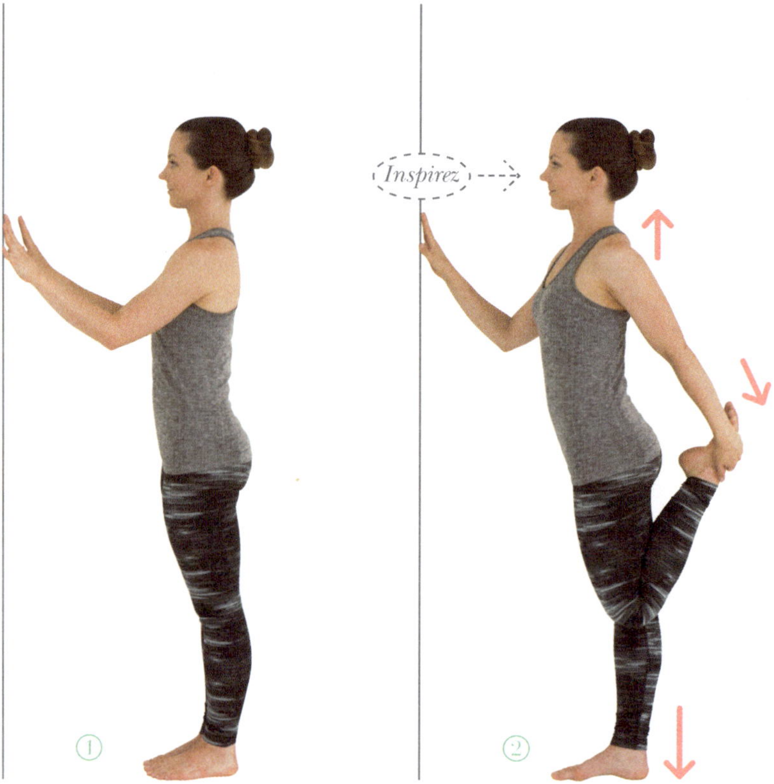

1 Tenez-vous jambes jointes à environ 50 cm du mur. Posez les deux mains sur le mur.

2 Main droite sur le mur, pliez la jambe gauche. Ramenez le talon vers la fesse en vous aidant de la main. Tout en gardant les genoux joints, exercez une pression du dos du pied sur la main gauche pour la tirer vers le bas.

★★☆

Bienfaits

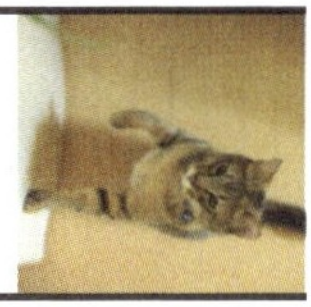

- Soulage les contractures des épaules.
- Raffermit l'abdomen.
- Entretient le sens de l'équilibre.
- Renforce les jambes et les hanches.

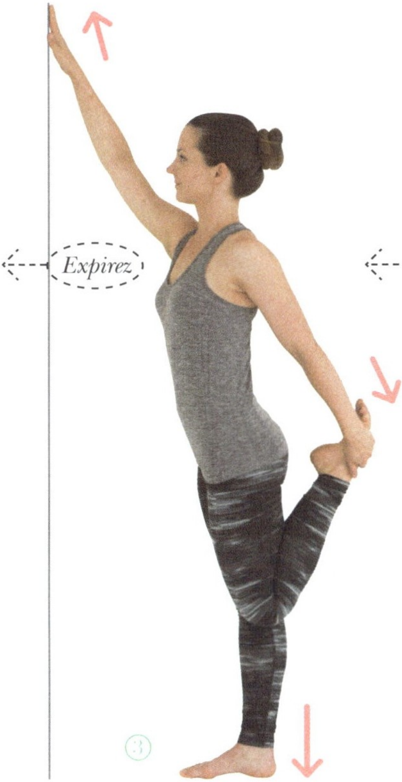

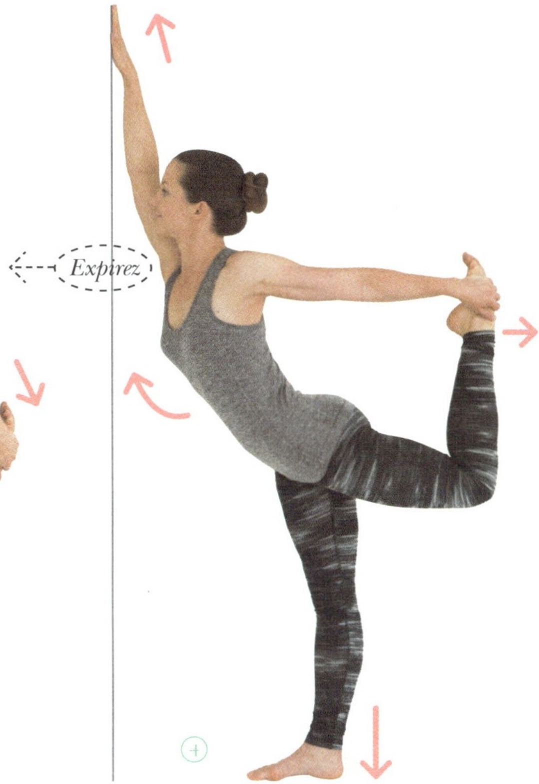

3 Glissez la main droite un peu plus haut sur le mur.

4 Tout en inclinant le buste vers l'avant, arquez le torse pour relever plus haut la jambe gauche. **Maintenez la posture durant 5 respirations. Répétez l'exercice avec la jambe droite.**

☐ **Yoga stretch** » 9 ★☆☆

Gare à vous !

Jambe avant fléchie, levez les bras à la verticale.

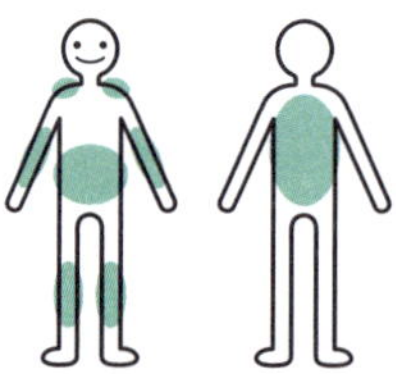

- ☒ Épaules
- ☒ Bras
- ☒ Abdomen
- ☒ Dos, bassin

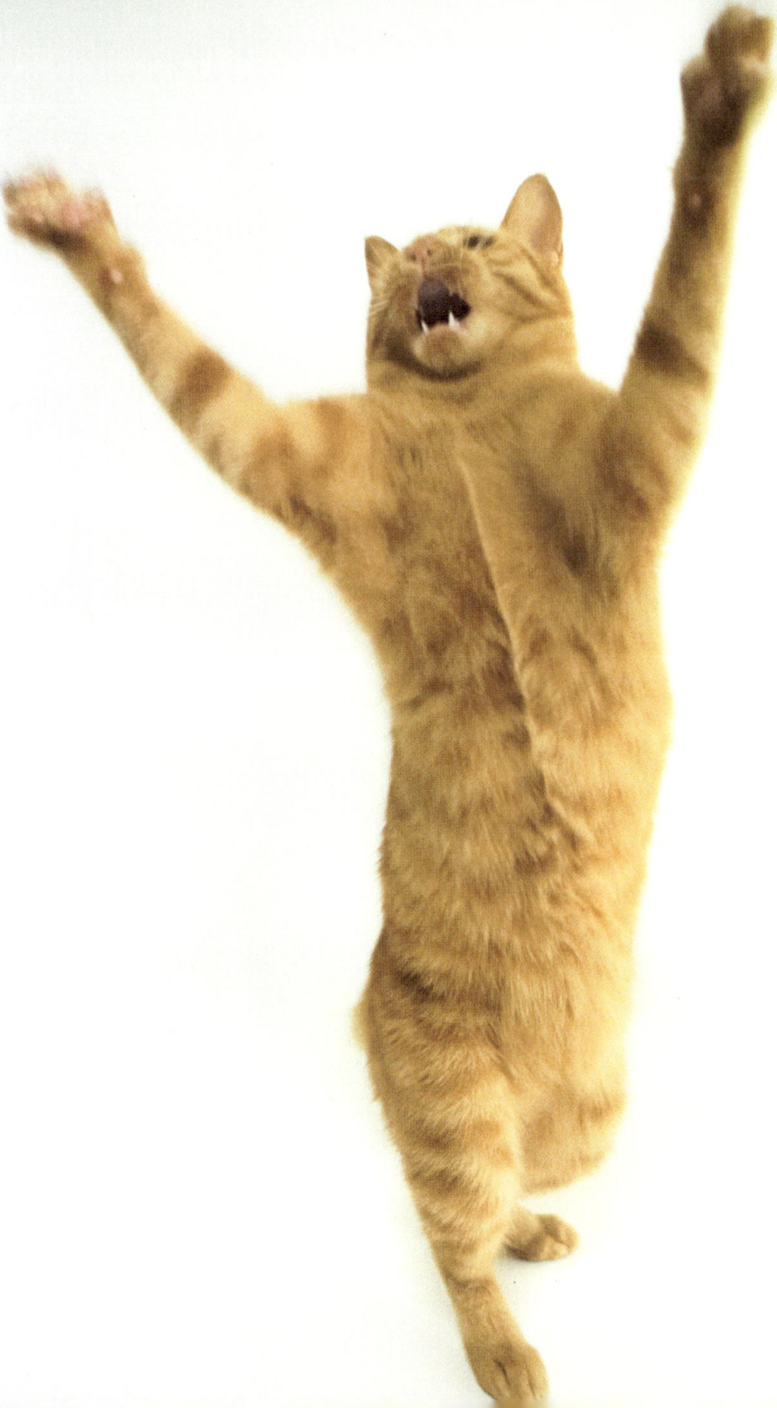

Gare à vous !

En yoga, c'est la fameuse « posture du Guerrier » (en sanskrit : *virabhadrasana*). Jambe avant fléchie, l'autre jambe bien en arrière, les bras sont levés bien haut dans une attitude de défi !

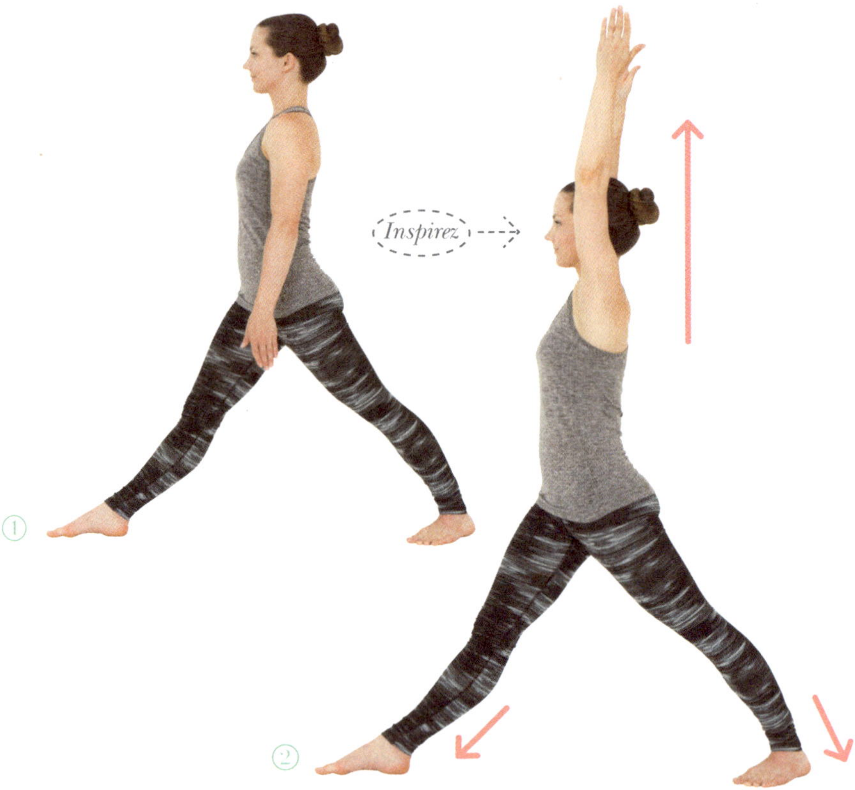

1 Jambe droite en avant, reculez la jambe gauche bien en arrière. Le talon du pied avant et celui du pied arrière sont à placer sur une même ligne. Le pied arrière est légèrement ouvert.

2 Levez les bras à la verticale et relâchez les épaules.

★☆☆

Bienfaits

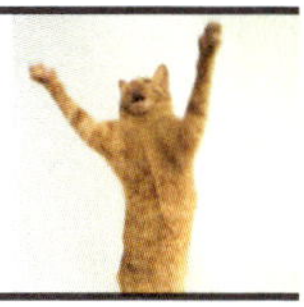

■ Soulage les contractures des épaules et du dos.
■ Allonge les jambes. ■ Renforce les jambes et le bassin.

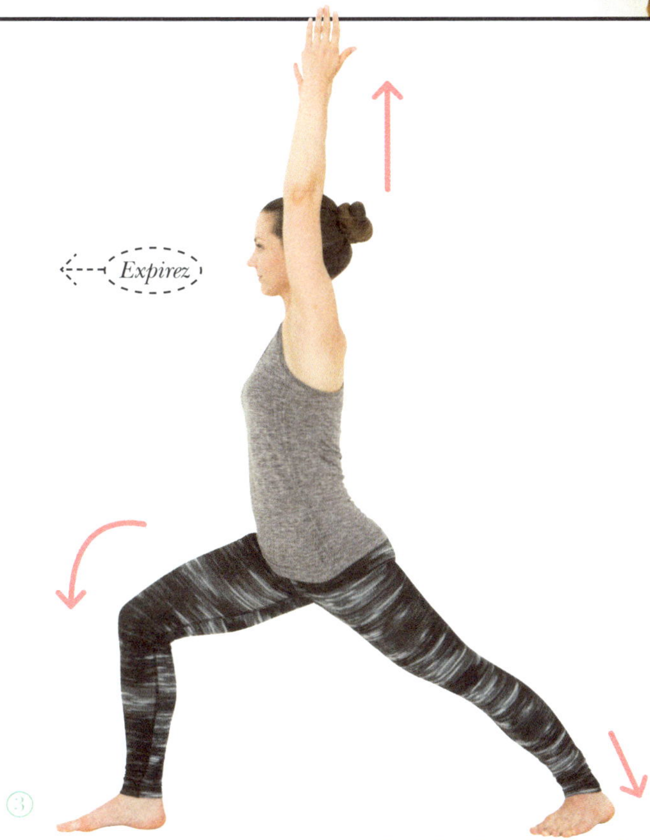

3 Fléchissez la jambe avant (la jambe droite) pour placer le genou à la verticale de la cheville. Tendez bien la jambe arrière (la jambe gauche). **Maintenez la posture durant 5 respirations. Répétez l'exercice en intervertissant les jambes avant et arrière.**

☐ Yoga stretch » 10 ★☆☆

Twist couché !

Couché(e) sur le dos, jambes fléchies, rabattez les jambes d'un côté.

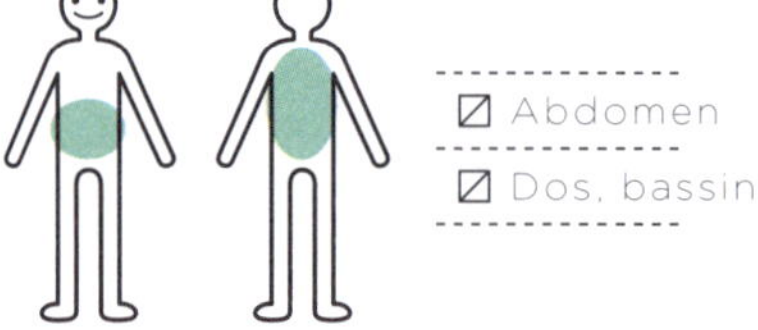

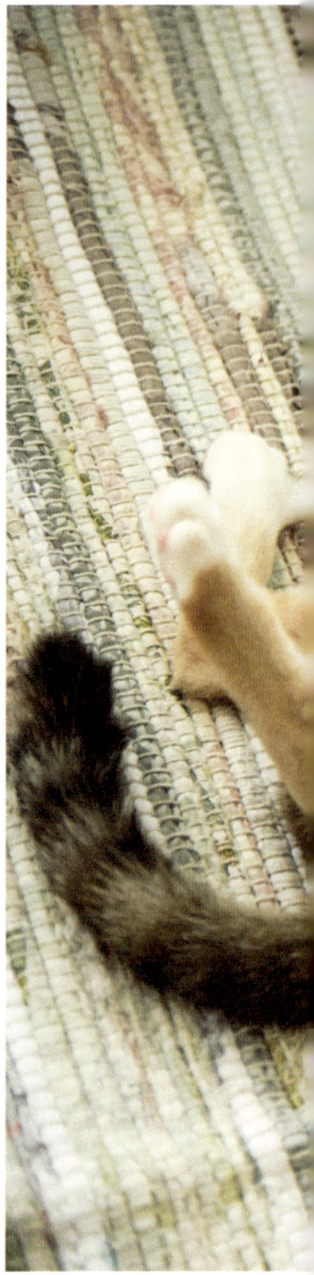

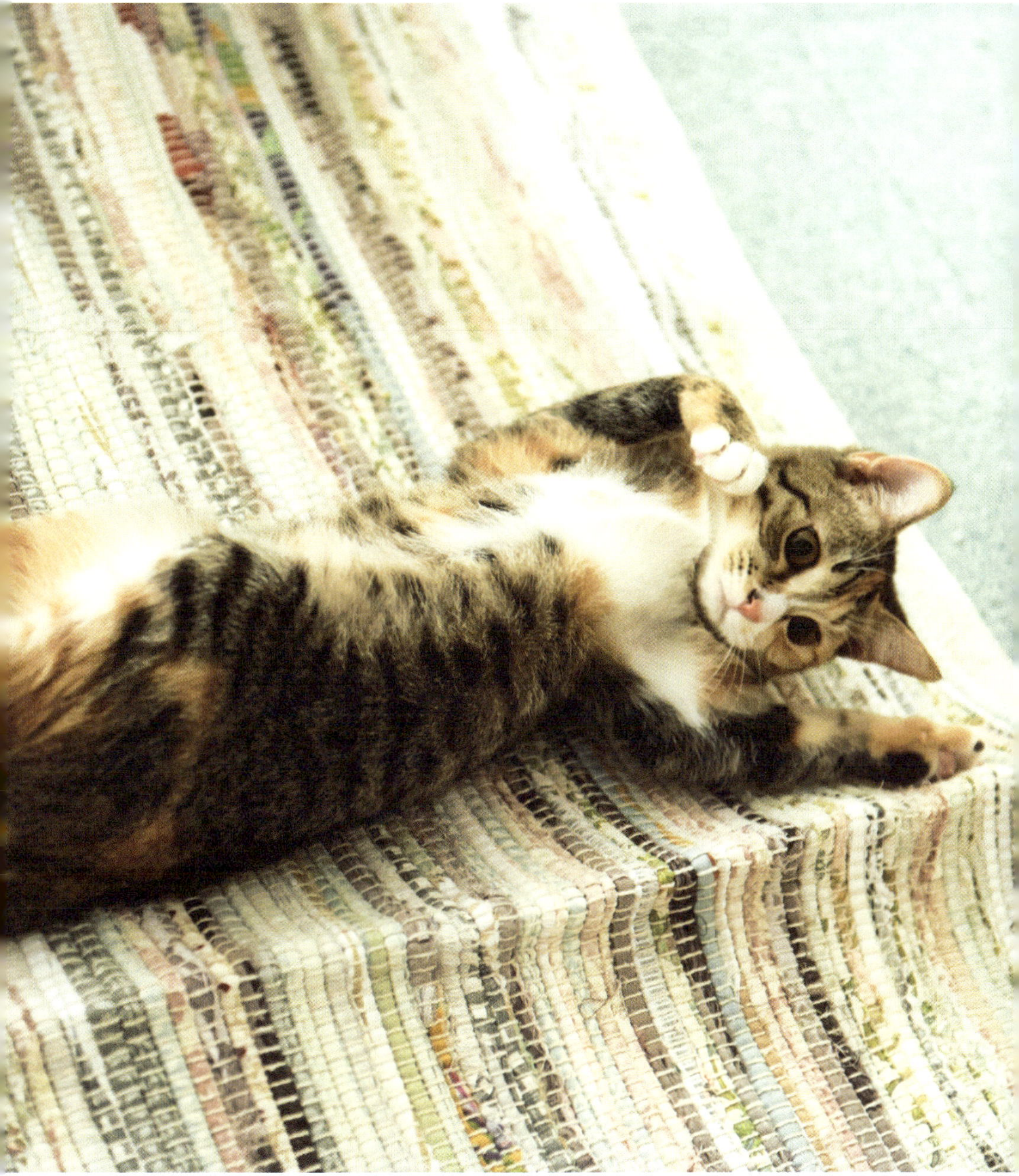

Twist couché !

Couché(e) sur le dos, jambes fléchies, rabattez les jambes d'un côté, puis de l'autre, pour étirer les muscles de l'abdomen et des flancs.

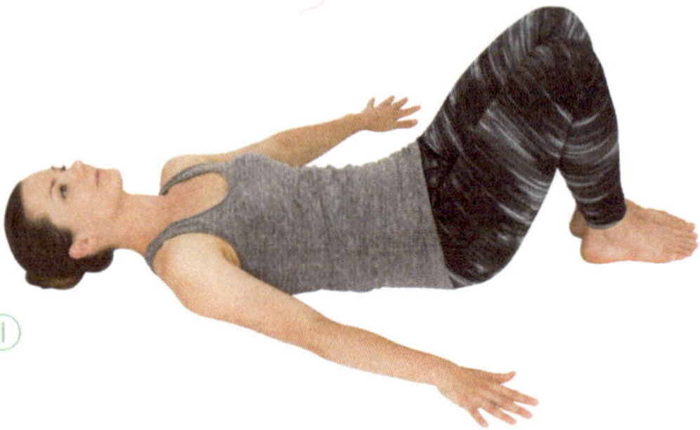

①

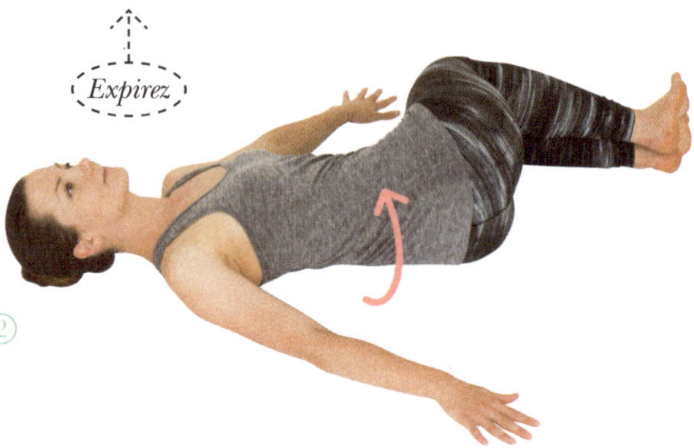

②

1 Couché(e) sur le dos, fléchissez les jambes et joignez les genoux.

2 Genoux joints, rabattez les jambes vers la gauche en ramenant légèrement la fesse gauche vers la droite. Les cuisses sont perpendiculaires au torse.

★☆☆

Bienfaits

■ Soulage les contractures du dos. ■ Améliore le fonctionnement du système digestif. ■ Soulage les douleurs lombaires. ■ Réduit le stress. ■ Détoxifie le corps.

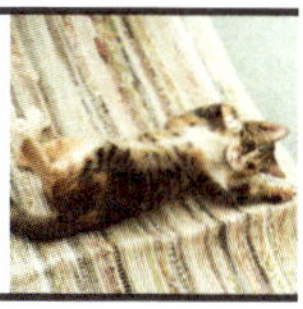

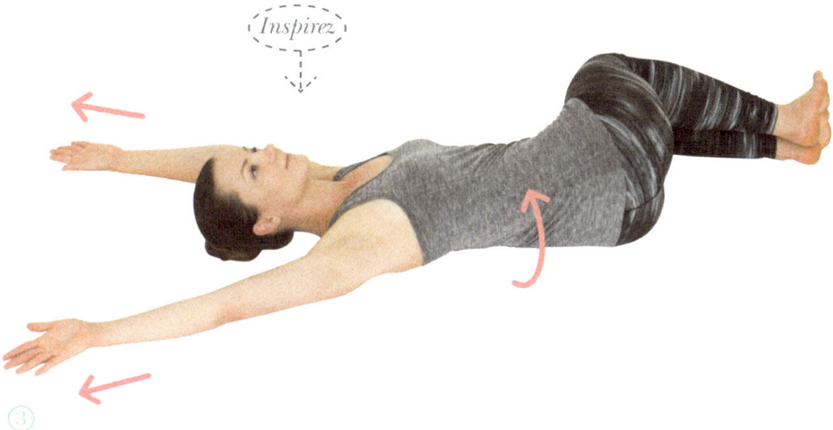

3 Étendez les bras de part et d'autre de la tête, dos des mains au sol. **Maintenez la posture durant 5 respirations. Répétez l'exercice en rabattant les jambes fléchies vers la droite.**

Twist assis !

Assis(e) en Seiza, retournez-vous d'un côté puis de l'autre en vrillant le torse.

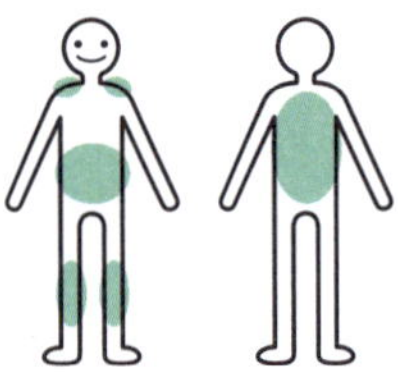

- ☑ Épaules
- ☑ Abdomen
- ☑ Jambes
- ☑ Dos, bassin

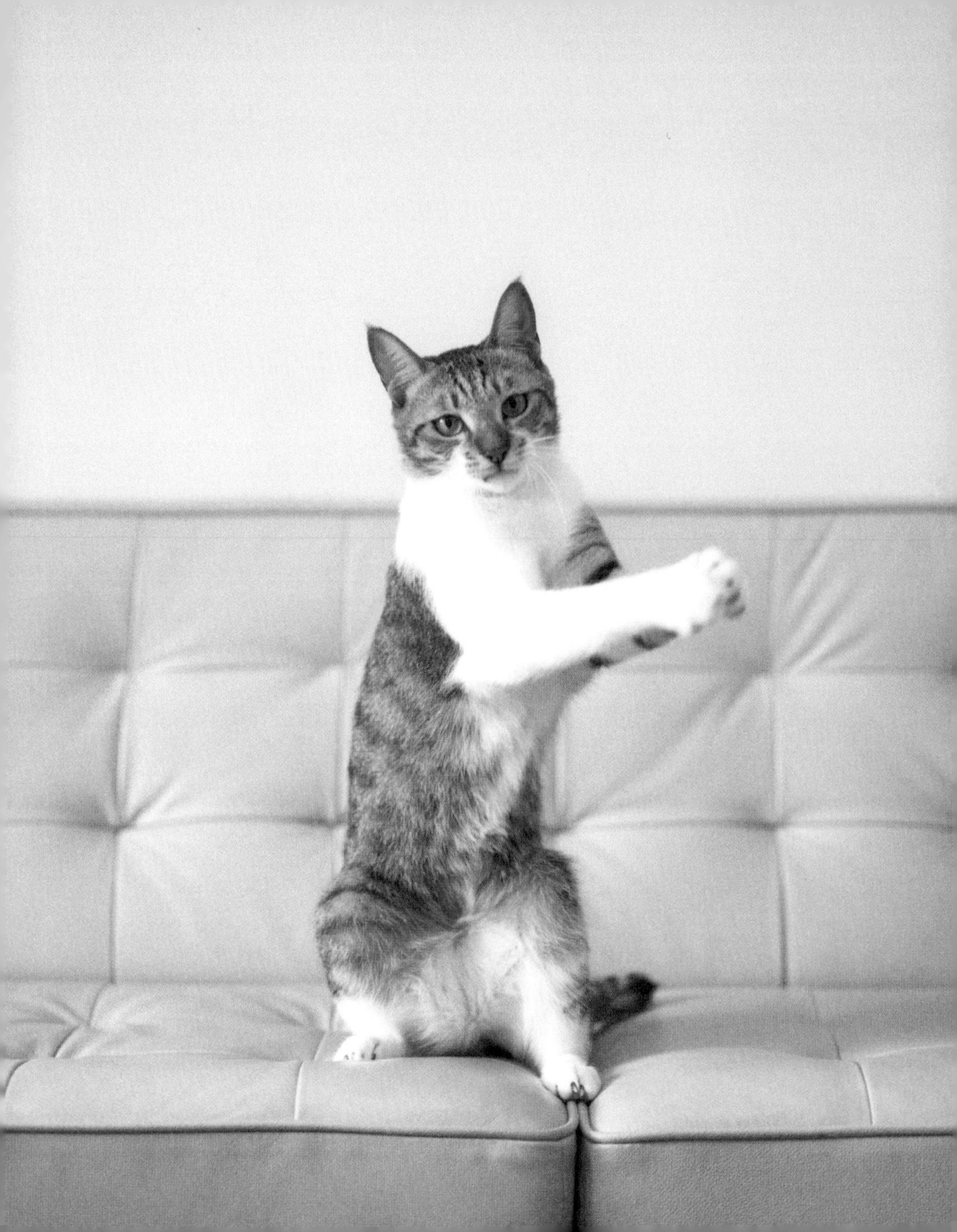

☐ Yoga stretch » 11

Twist assis !

Assis(e) en Seiza, retournez-vous d'un côté puis de l'autre en vrillant le torse. C'est bon pour masser les intestins ! L'exercice est encore plus efficace exécuté une main posée sur le flanc et l'autre sur le genou.

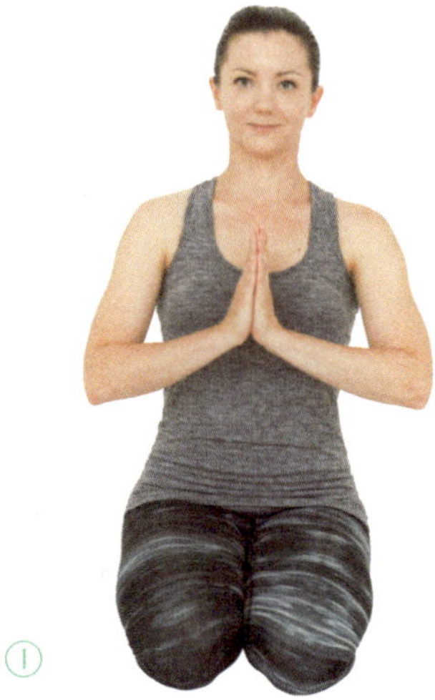

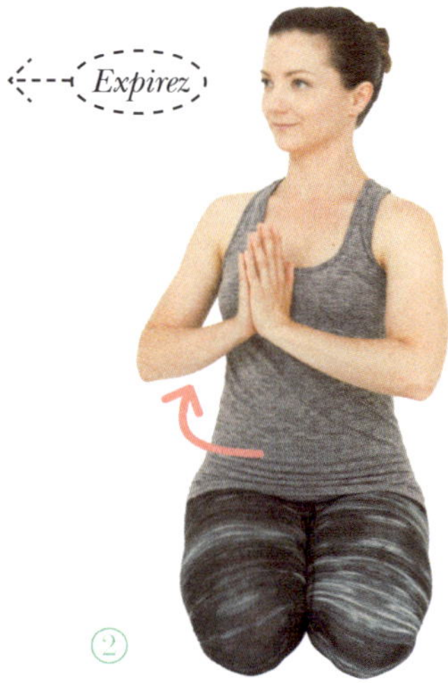

1 Asseyez-vous en Seiza, mains jointes devant le buste.

2 Tout en gardant les mains jointes, retournez-vous en vrillant le torse à hauteur du nombril.

★☆☆

Bienfaits

■ Soulage les contractures du dos et des épaules. ■ Améliore le système digestif. ■ Soulage les douleurs lombaires. ■ Améliore le maintien. ■ Masse les intestins. ■ Réduit le stress.

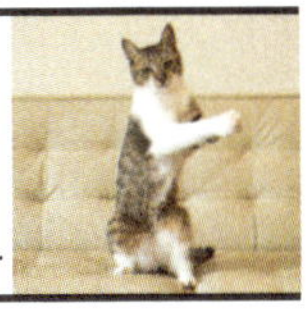

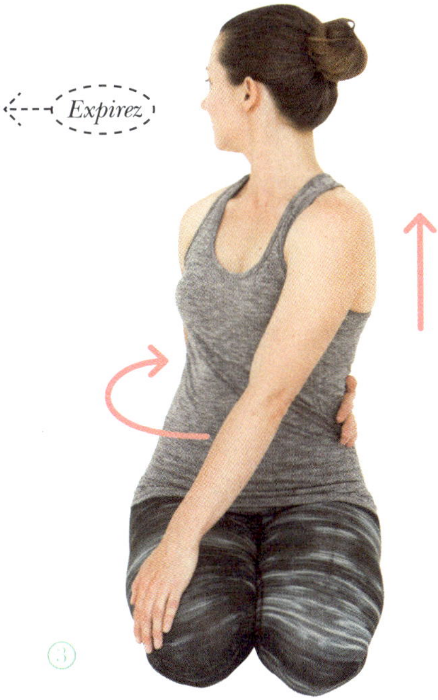

3 Posez le dos de la main droite contre le flanc gauche et la main gauche sur le genou droit afin de vriller encore plus le torse en vous retournant plus loin. **Maintenez la posture durant 5 respirations. Répétez l'exercice en vrillant le torse de l'autre côté.**

☐ Yoga stretch » 12 ★☆☆

Bien étiré

Assis(e) en Seiza, glissez vos fesses sur le côté, puis arquez le torse du côté opposé.

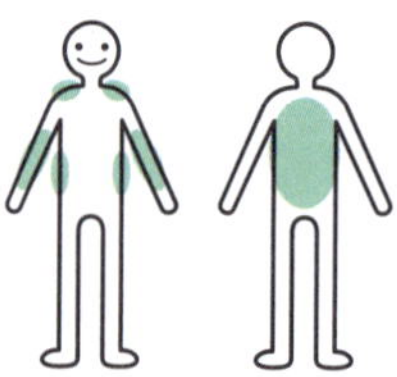

- ☑ Épaules
- ☑ Bras
- ☑ Flancs
- ☑ Dos, bassin

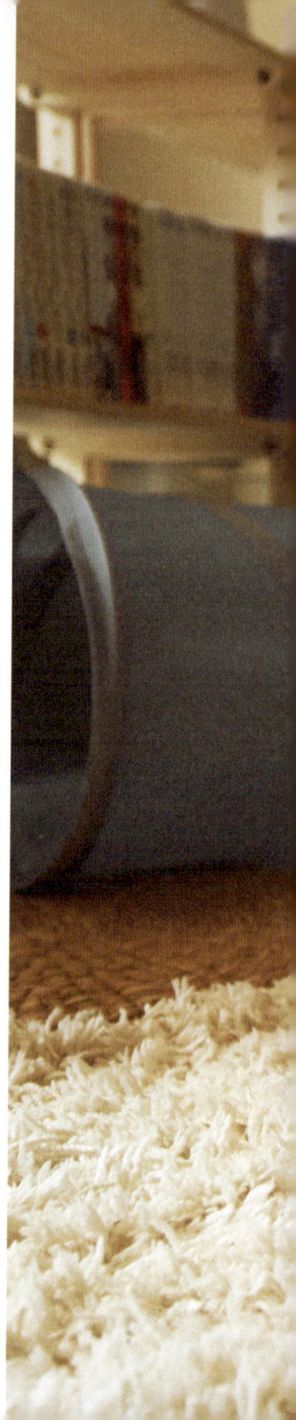

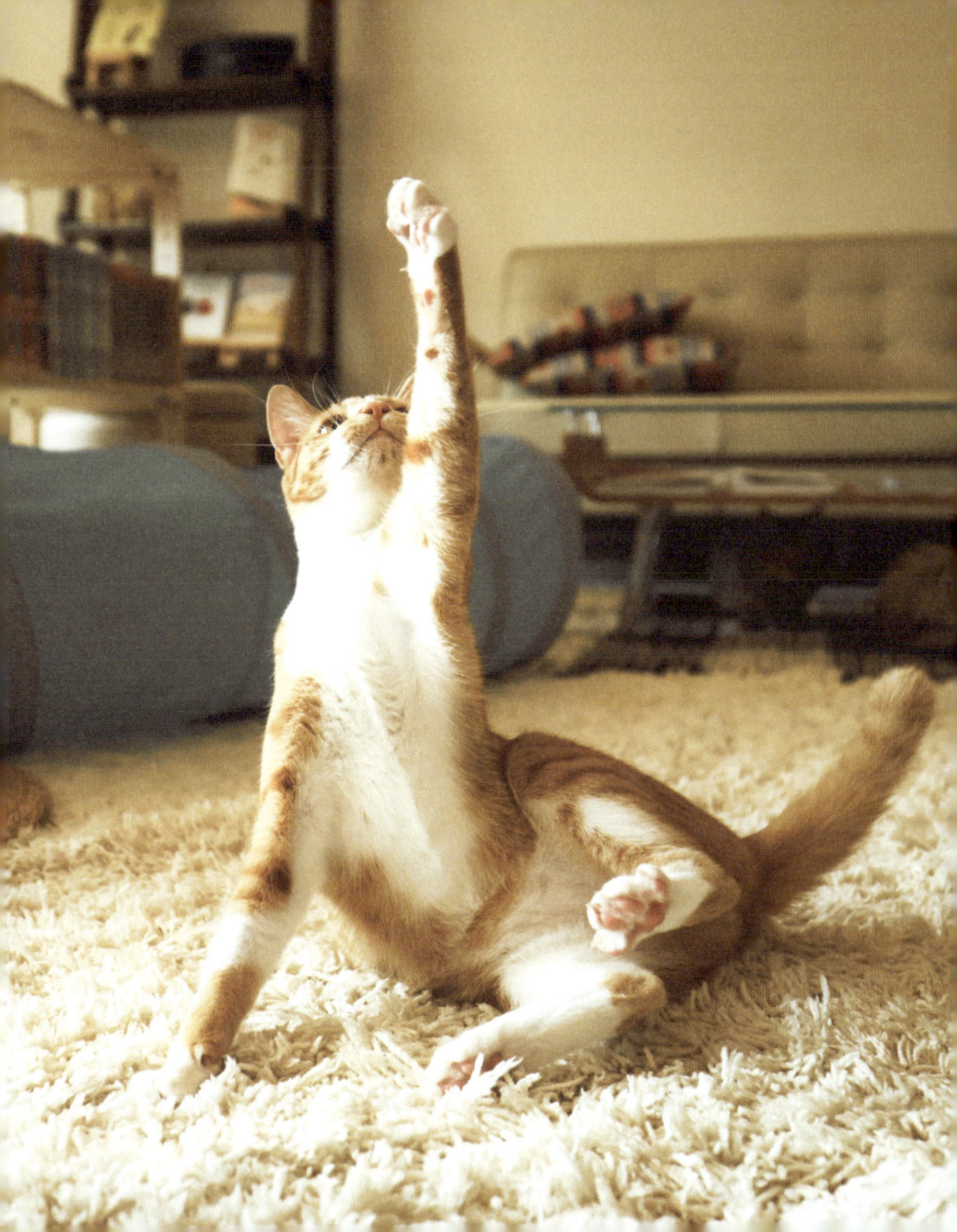

Bien étiré

Fesses au sol, jambes fléchies sur le côté, posez une main au sol, puis passez l'autre bras au-dessus de la tête en arquant le torse. C'est un bon exercice pour étirer les flancs !

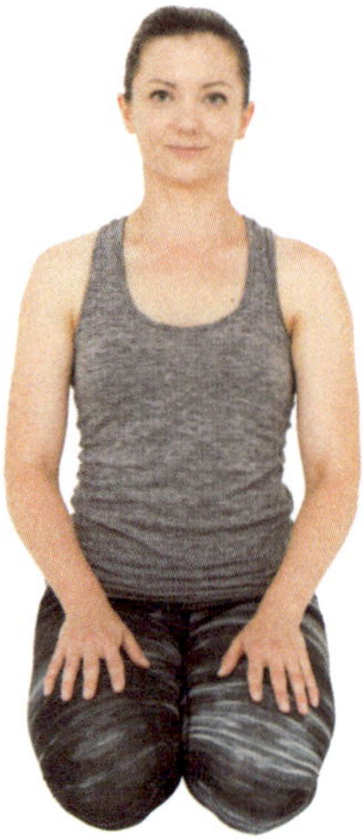

①

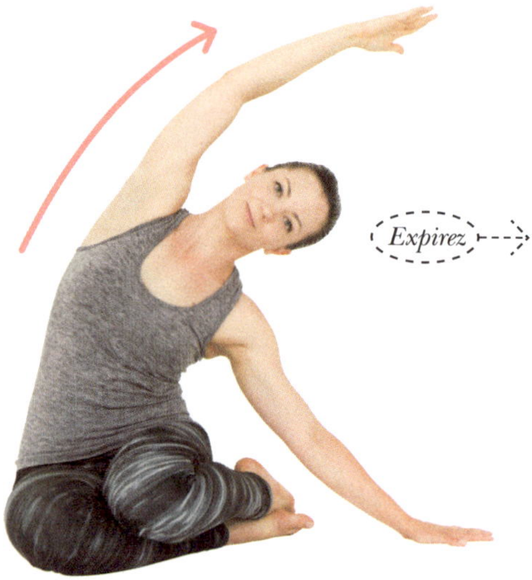

②

1 Asseyez-vous en Seiza.

2 Glissez les fesses du côté droit pour les poser au sol. Posez la main gauche sur le sol. Ramenez le bras droit vers l'oreille droite. Tendez le bras le plus loin possible, puis arquez le torse vers la gauche pour étirer le flanc droit. **Maintenez la posture durant 5 respirations.**

★☆☆

Bienfaits

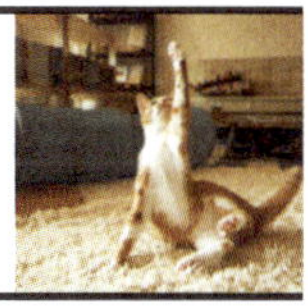

■ Soulage les contractures du dos et des épaules.
■ Évacue la fatigue. ■ Réduit le stress.

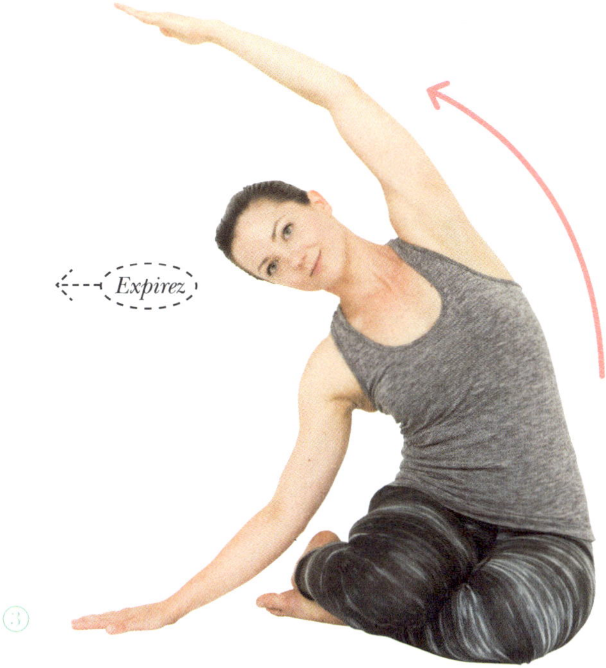

3 Revenez à la position initiale (assise en Seiza), et glissez les fesses du côté gauche pour les poser au sol. Posez la main droite sur le sol. Ramenez le bras gauche vers l'oreille gauche en le tendant le plus loin possible, puis arquez le torse vers la droite pour étirer le flanc gauche. **Maintenez la posture durant 5 respirations.**

Quel punch !

Couché(e) sur le dos, levez une jambe, puis rabattez-la sur le côté.

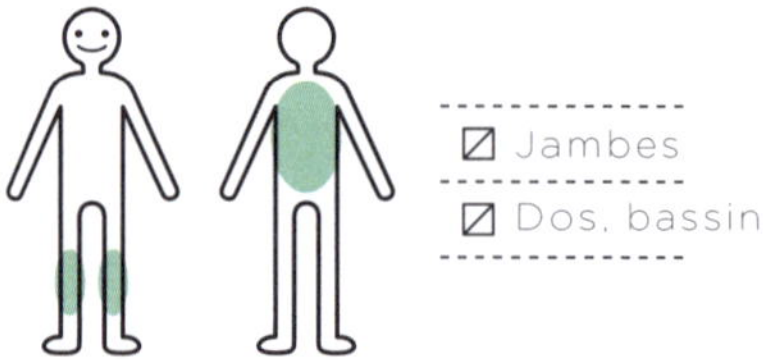

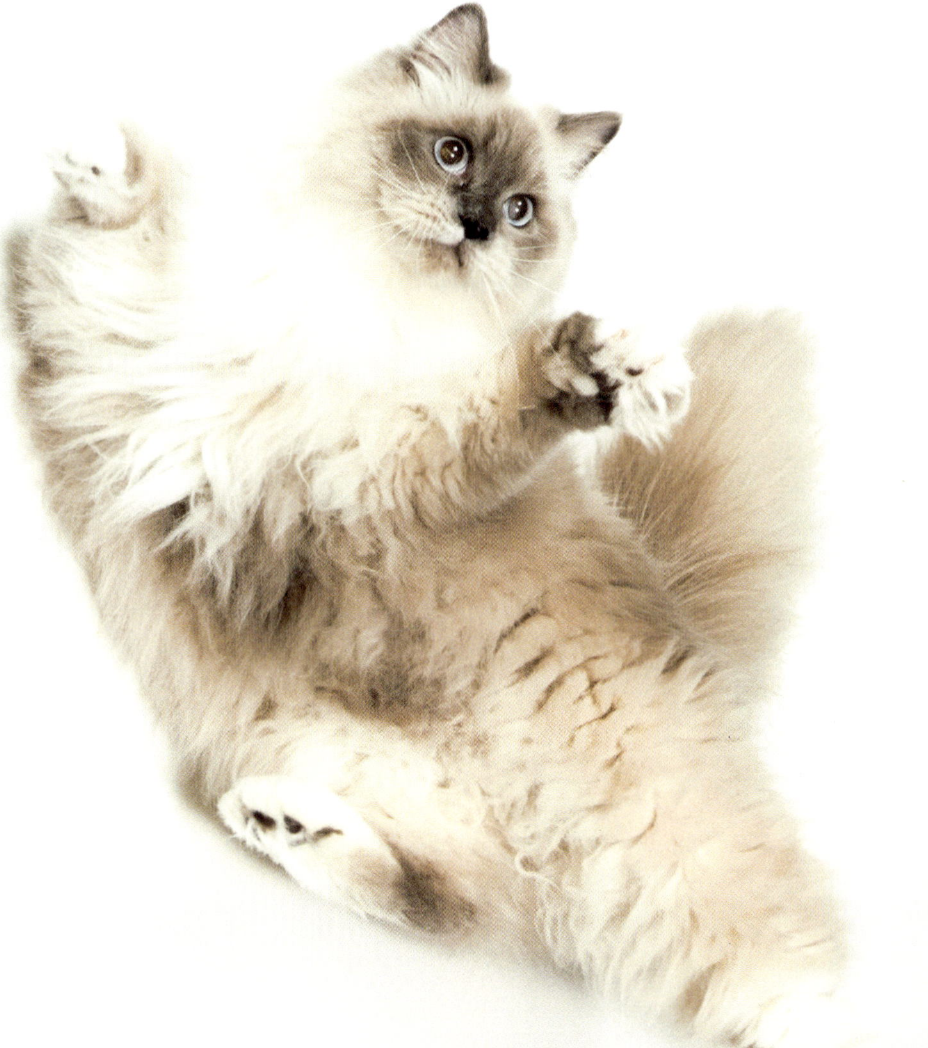

Yoga stretch » 13

Quel punch !

Couché(e) sur le dos, levez une jambe, saisissez le gros orteil d'une main, tendez la jambe et rabattez-la sur le côté. Si vous manquez de souplesse, contentez-vous de tenir la jambe en plaçant la main sur l'envers du genou.

①

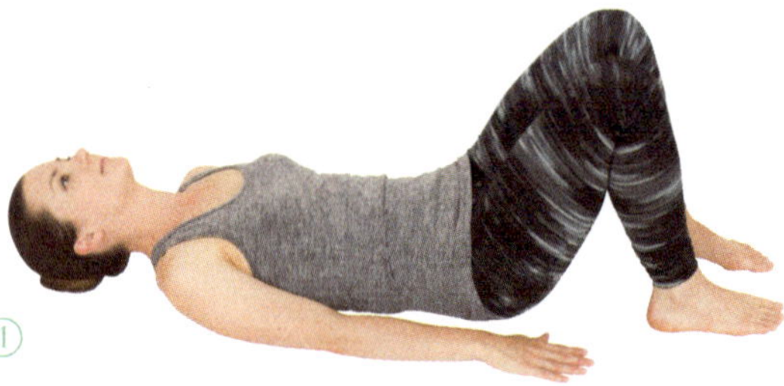

②

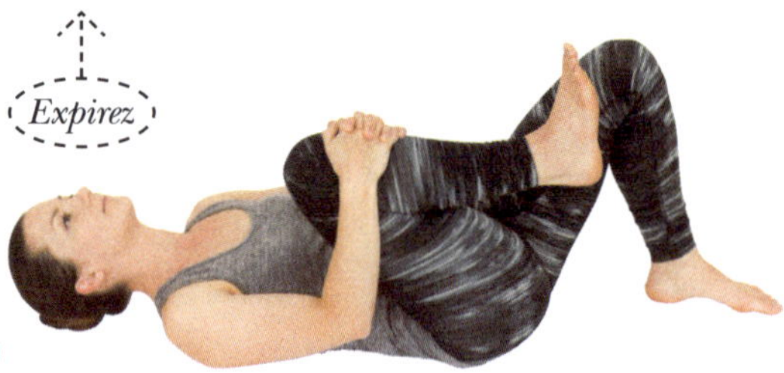

1 Couché(e) sur le dos, fléchissez les jambes, genoux joints.

2 Ramenez la jambe droite vers le buste en vous aidant des mains.

★★★

Bienfaits

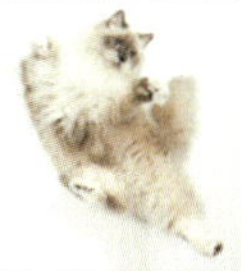

■ Prévient les douleurs lombaires. ■ Améliore la circulation dans le bas du corps. ■ Soulage la constipation.

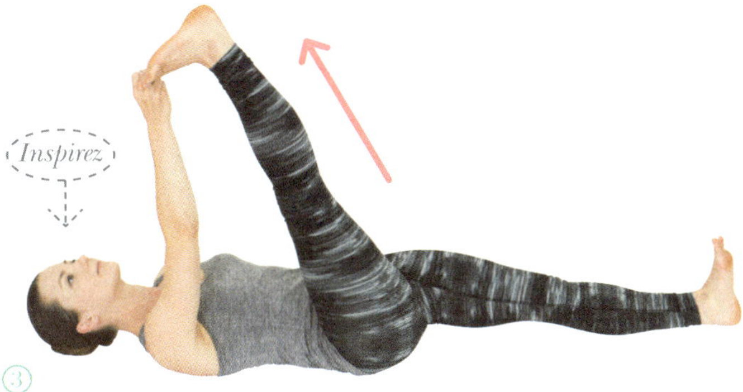

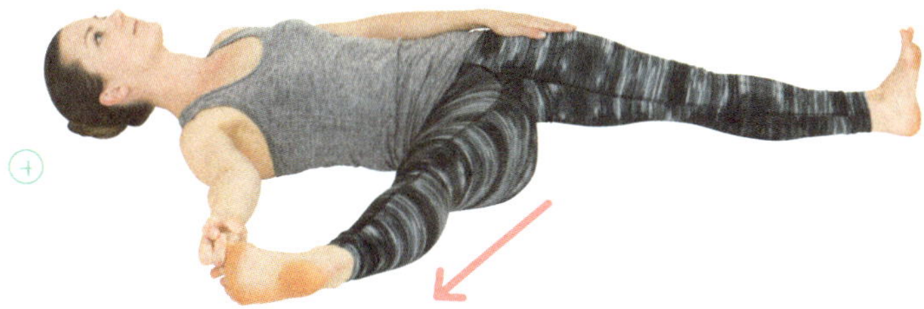

3 Saisissez le gros orteil du pied droit entre l'index, le majeur et le pouce de la main droite, puis tendez la jambe vers le haut. La jambe gauche reste au sol, bien tendue. S'il est trop difficile de saisir l'orteil, tenez la jambe en plaçant la main sur l'envers du genou.

4 Posez la main gauche sur la jambe gauche pour aider la hanche à se maintenir au contact du sol et rabattez la jambe droite sur le côté, si possible jusqu'au sol. Évitez de trop forcer. **Maintenez la posture durant 5 respirations. Répétez l'exercice avec l'autre jambe.**

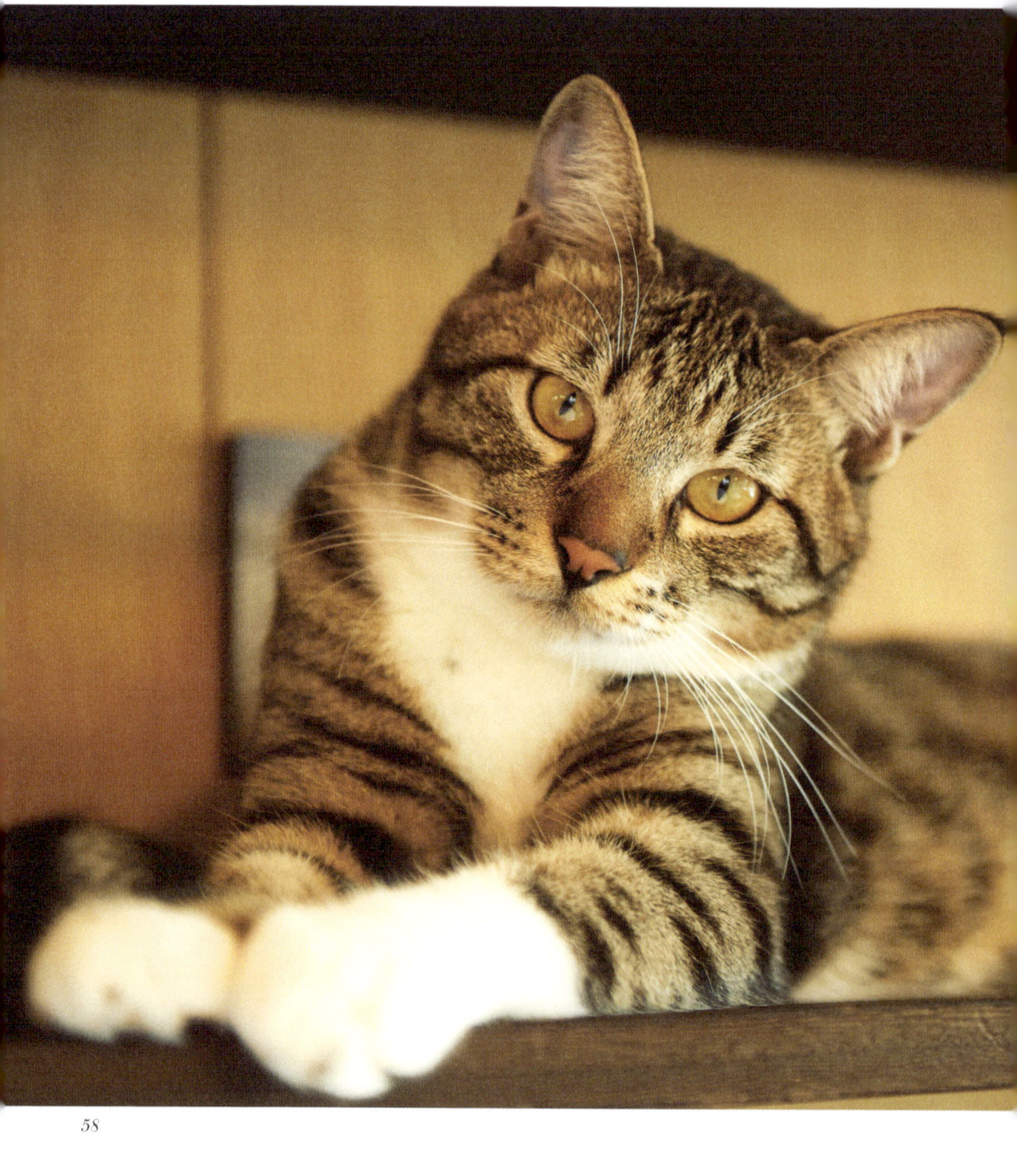

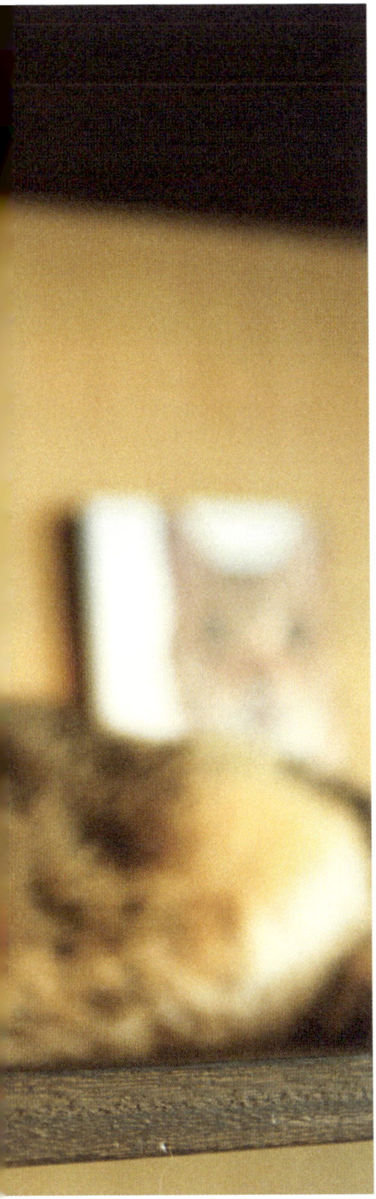

□ Yoga stretch » 14 ★☆☆

Tel un sphinx...

Allongé(e) sur le ventre, relevez le buste en prenant appui sur les avant-bras.

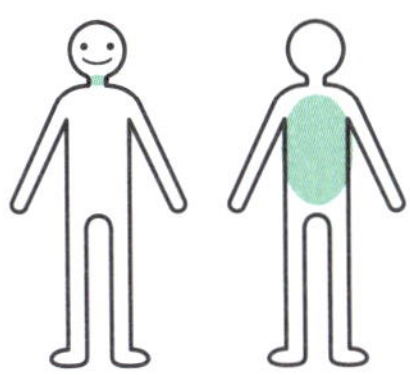

☑ Cou

☑ Dos, bassin

☐ Yoga stretch » 14

Tel un sphinx…

Allongé(e) sur le ventre, jambes tendues, relevez le buste en prenant appui sur les avant-bras. C'est la « posture du Sphinx » (en sanskrit : *niravalasana*). Elle s'apparente à la « posture du Cobra » (en sanskrit : *bhujangasana*) qui se réalise bras tendus.

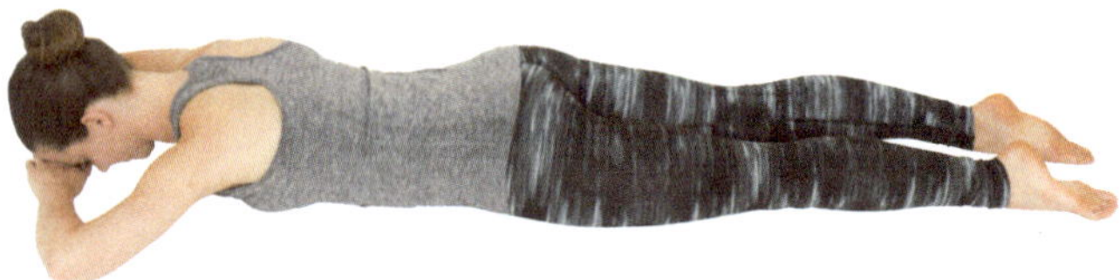

①

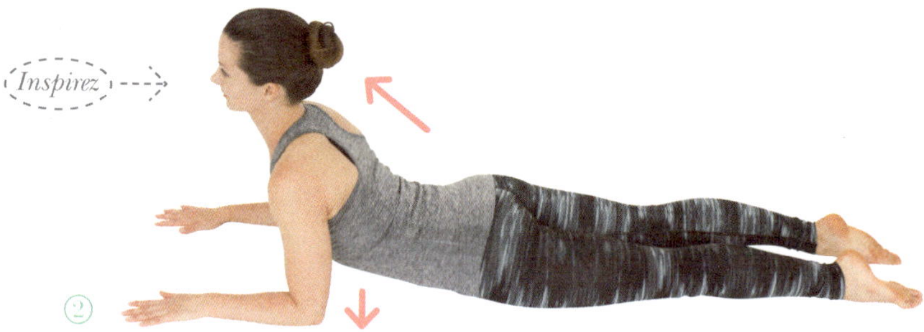

②

1 Allongez-vous sur le sol, jambes tendues, bras repliés, front posé sur les mains superposées. Relâchez le corps et l'esprit.

2 Coudes placés à la verticale des épaules selon un axe vertical, avant-bras parallèles plaqués contre le sol, soulevez le buste.

★☆☆

Bienfaits

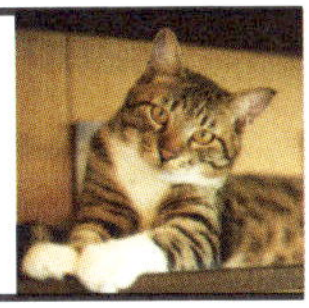

■ Soulage les contractures du dos et des épaules.
■ Allonge les jambes. ■ Prévient les douleurs lombaires.
■ Réduit le stress.

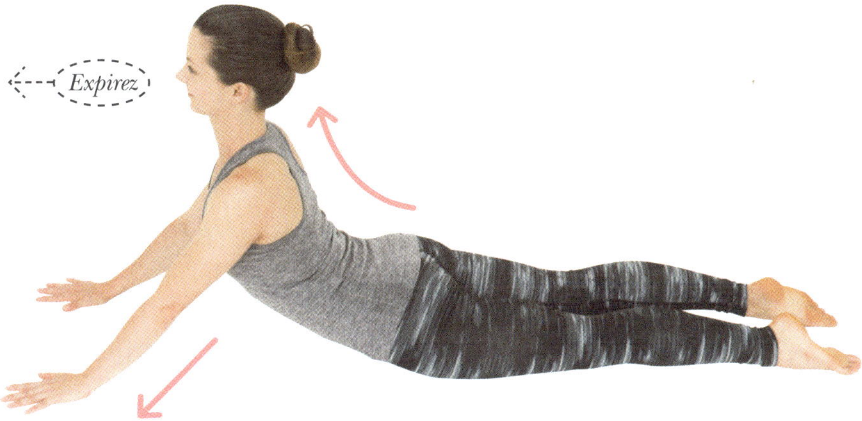

3 Relevez le buste un peu plus haut en prenant appui sur les mains. Bras bien tendus, **maintenez la posture durant 5 respirations.**

Dos rond !

À quatre pattes, faites le dos rond.

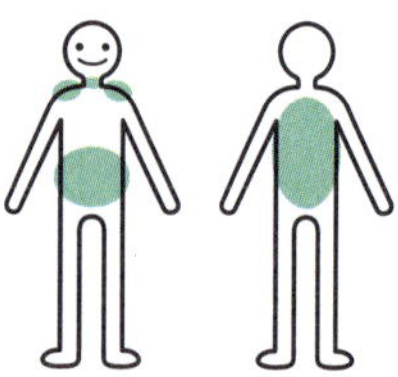

- ☑ Cou
- ☑ Épaules
- ☑ Abdomen
- ☑ Dos, bassin

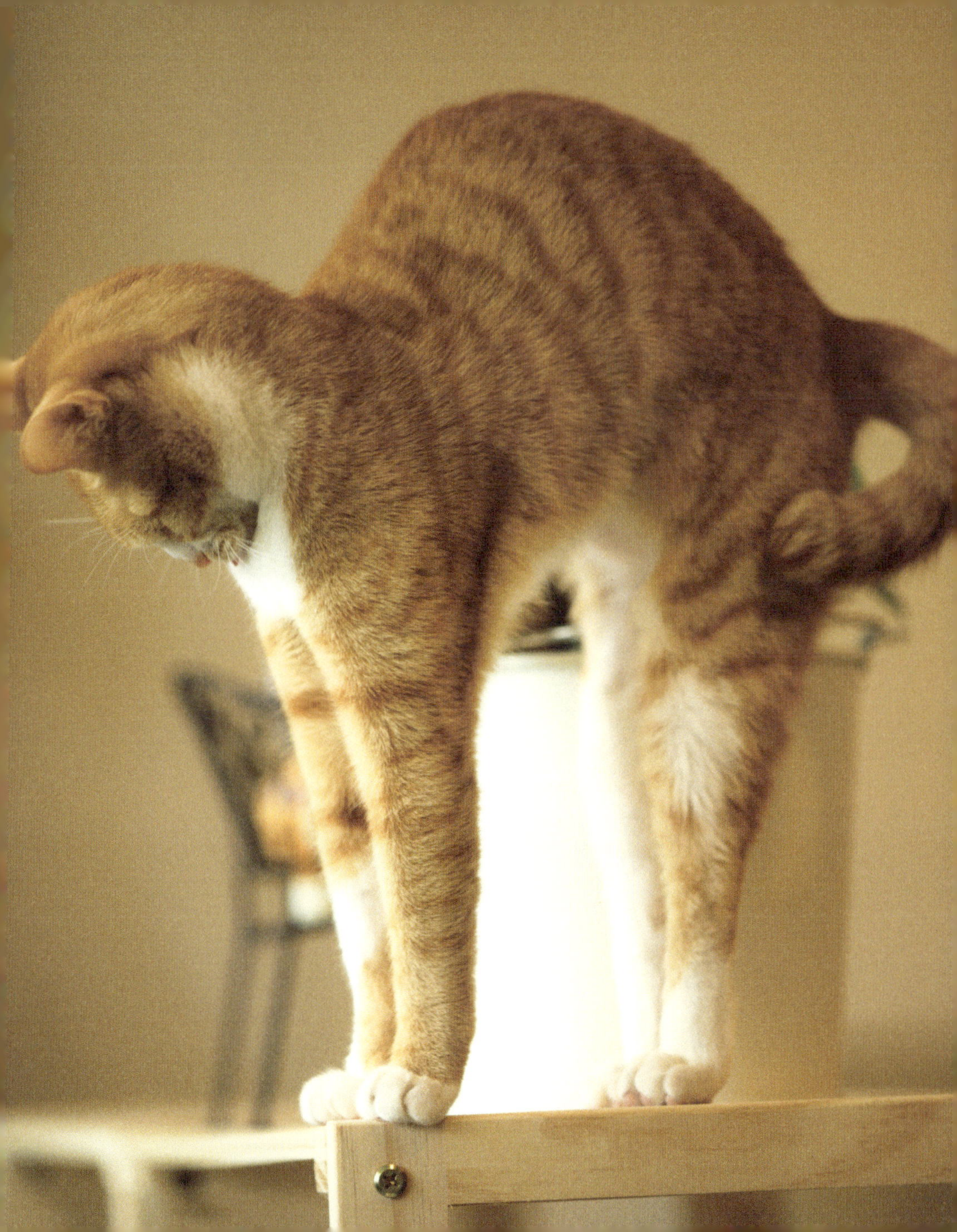

☐ Yoga stretch » 15

Dos rond !

Cette posture, cela va de soi, s'appelle la « posture du Chat »! (en sanskrit : *marjarasana*) On creuse et on arrondit le dos, alternativement. C'est excellent pour la colonne vertébrale.

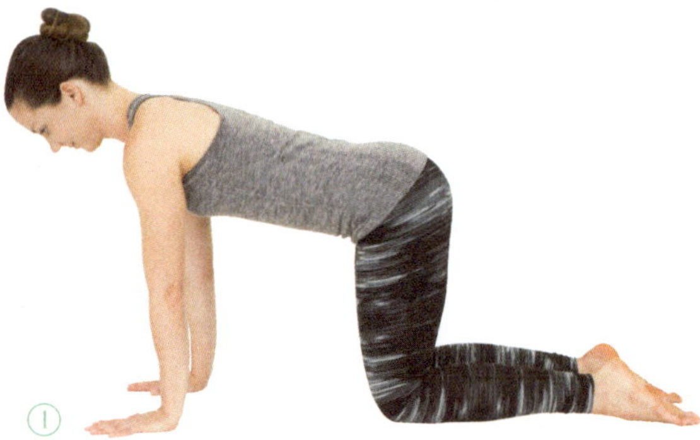

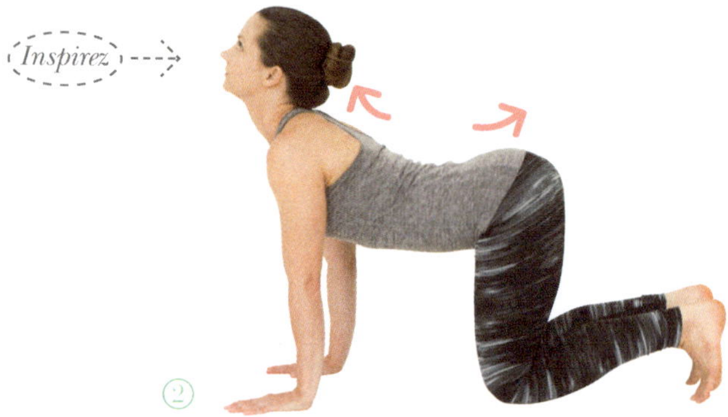

1 Mettez-vous à quatre pattes, poignets à la verticale des épaules et cuisses perpendiculaires au sol.

2 Regard tourné vers le haut, creusez le dos en cambrant les reins. Étirez également la plante des pieds en gardant les orteils contre le sol.

★☆☆

Bienfaits

■ Soulage les contractures de la nuque et des épaules.
■ Prévient les douleurs lombaires. ■ Réduit le stress.
■ Masse les intestins.

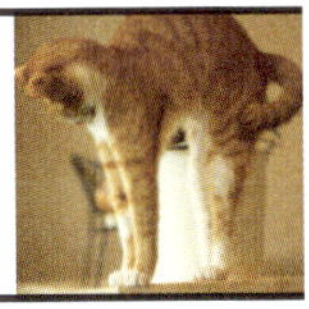

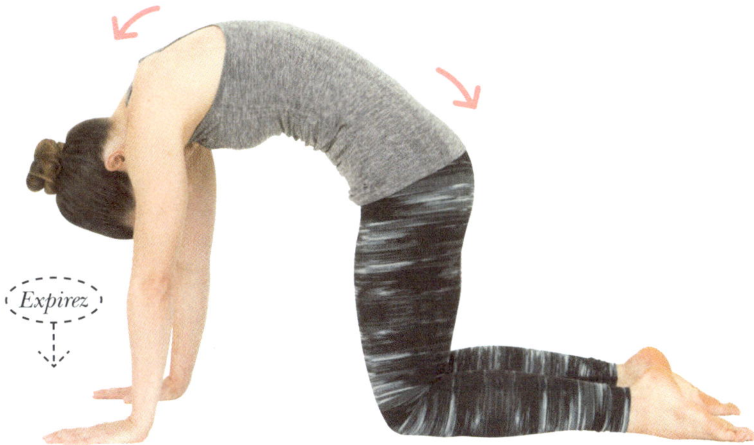

(3)

3 Arrondissez ensuite le dos en rentrant le ventre. Rentrez le menton en l'approchant du buste. Étirez le dos des pieds posés contre le sol. **Répétez 5 fois les étapes 2 et 3 de l'exercice.**

☐ Yoga stretch » 16 ★★★

Pattes croisées, en équilibre !

Bras croisés, en équilibre sur une jambe, penchez-vous en avant.

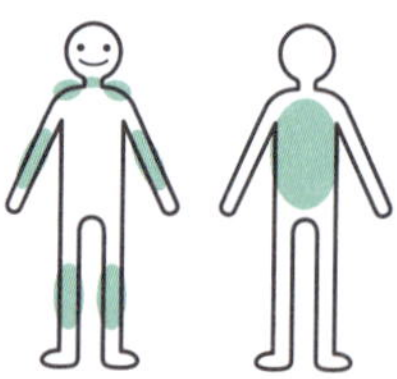

☑ Cou ☑ Épaules
☑ Bras ☑ Jambes
☑ Dos, bassin

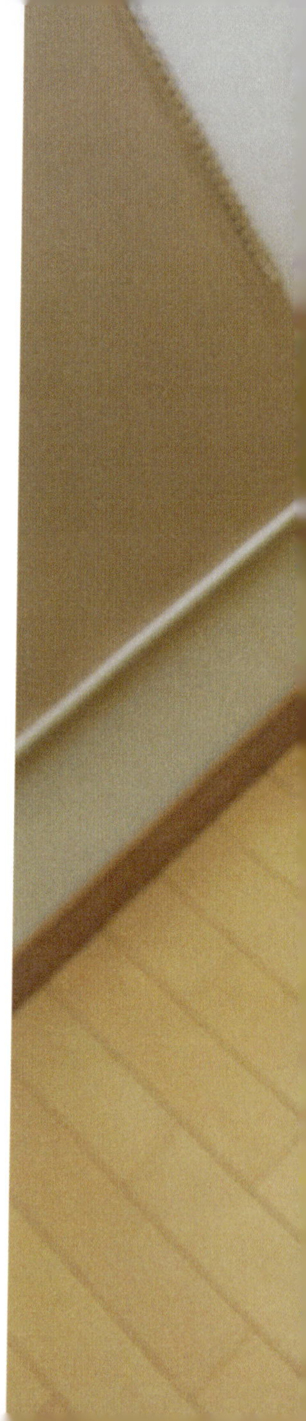

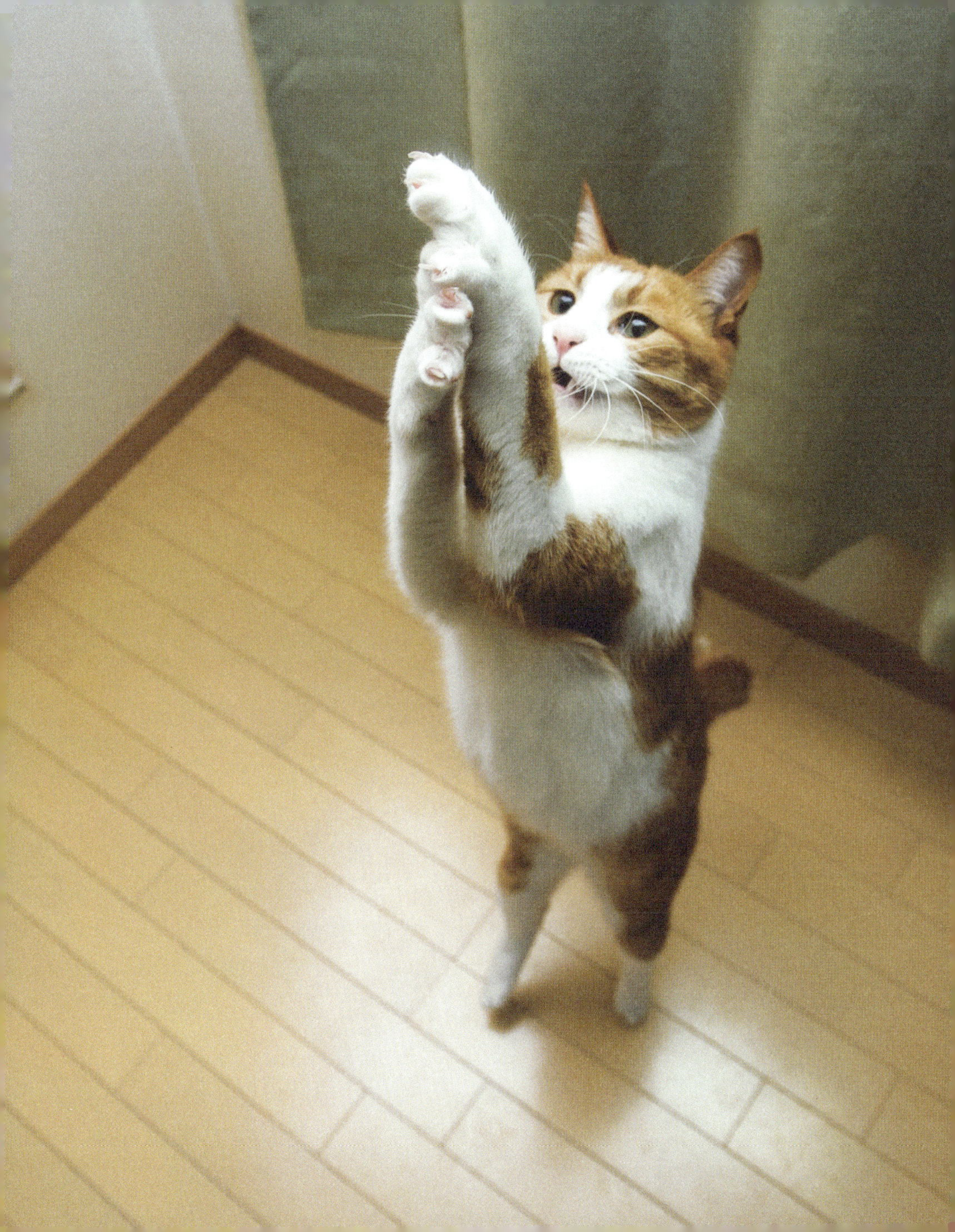

☐ Yoga stretch » 16

Pattes croisées, en équilibre !

Bras croisés et jambes croisées, en équilibre sur une jambe, penchez le buste en avant. C'est la « posture de l'Aigle » (en sanskrit : *Garudasana*).

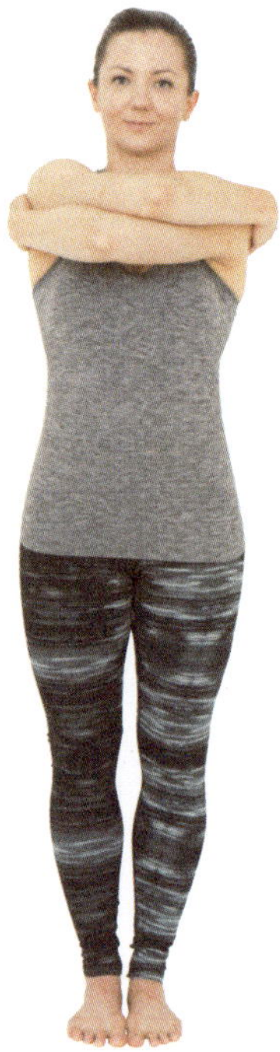

①

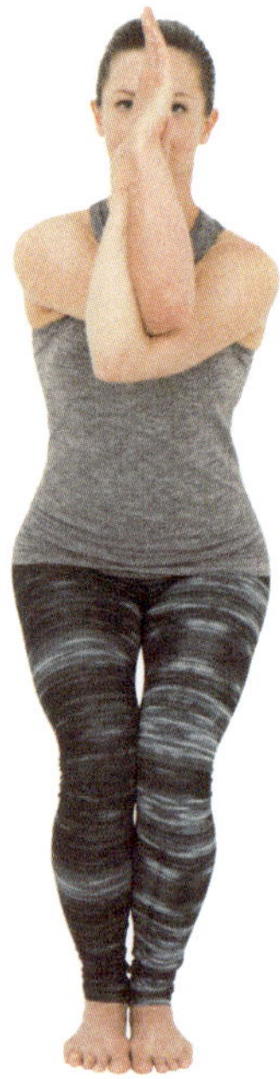

②

1 Debout pieds joints, croisez les bras : attrapez l'épaule droite avec la main gauche, l'épaule gauche avec la main droite. Placez le bras droit au-dessus du bras gauche.

2 Bras au repos, repliez le bras droit en amenant la main devant le visage. Du bras gauche, enveloppez le bras droit. Efforcez-vous de placer les paumes en vis-à-vis, bien qu'elles restent décalées en hauteur. Si c'est trop difficile, contentez-vous de joindre les dos des mains. Fléchissez les jambes.

★★★

Bienfaits

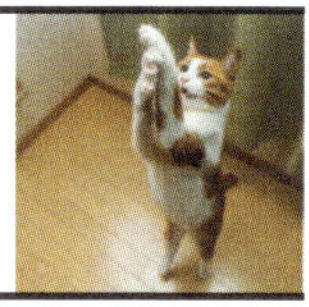

■ Soulage les contractures des épaules. ■ Renforce les jambes et les lombaires. ■ Raffermit les fesses.

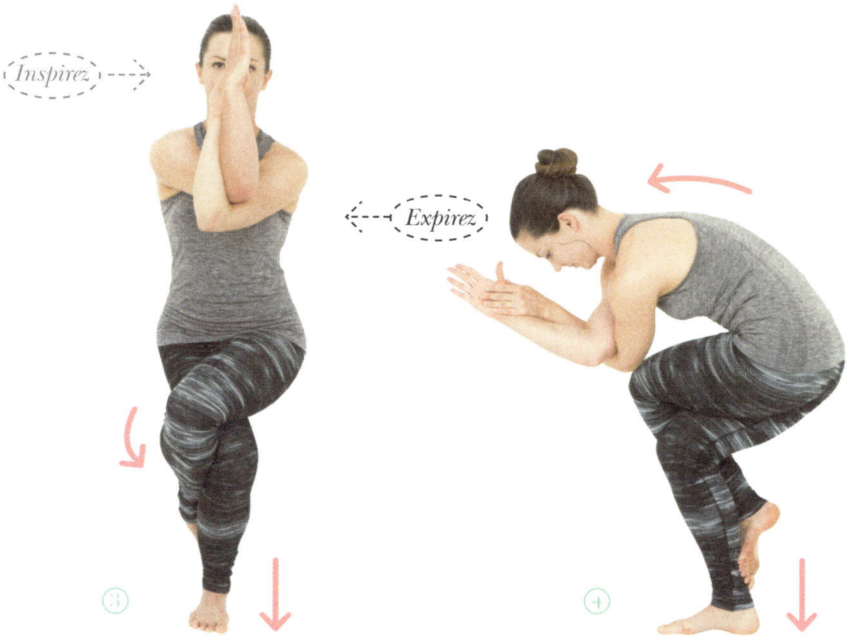

3 Croisez la jambe gauche sur la jambe droite en la passant au-dessus du genou droit. Si possible, enroulez la jambe gauche jusqu'à caler le pied gauche derrière le mollet droit. Restez en équilibre sur la jambe droite.

4 Dans cette position, inclinez le buste vers l'avant, le regard dirigé vers le sol. **Maintenez la posture durant 5 respirations. Répétez l'exercice en inversant les croisements de bras et de jambes (tenez en équilibre sur la jambe gauche).**

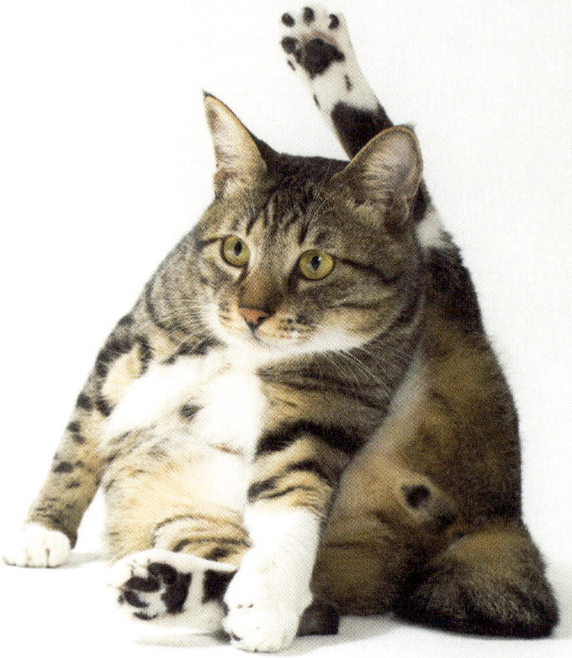

Et hop, une patte en l'air !

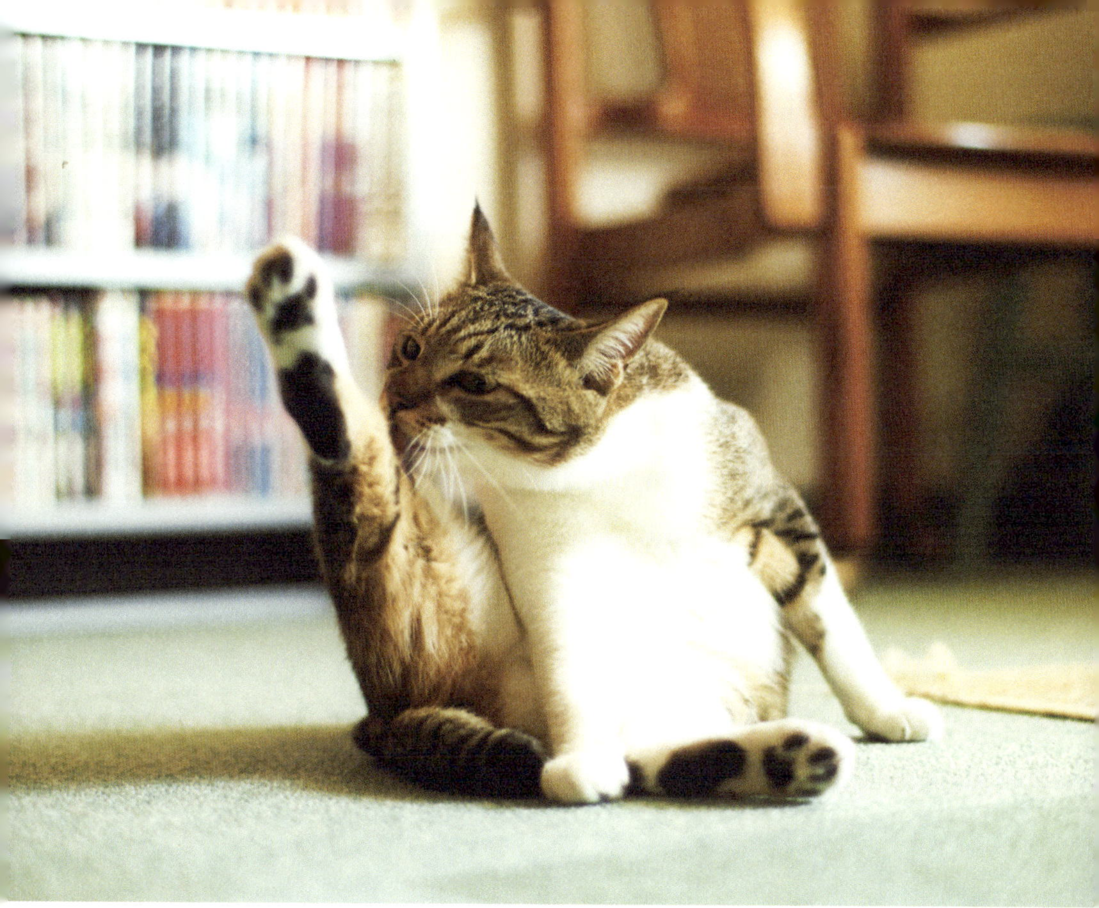

Assis(e) par terre bien détendu(e), tendez une jambe vers le plafond !

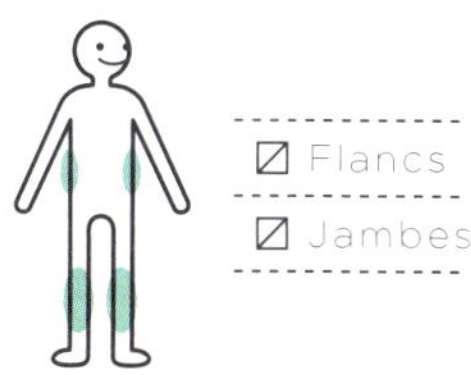

Yoga stretch » 17

Et hop, une patte en l'air !

Assis(e) en tailleur, soulevez la jambe vers l'épaule et tendez-la vers le haut en la retenant avec la main. Rien de tel que la « posture de la Boussole » pour étirer les jambes ! Son nom sanskrit est *Parivrtta Surya Yantrasana* (posture du Cadran solaire).

①

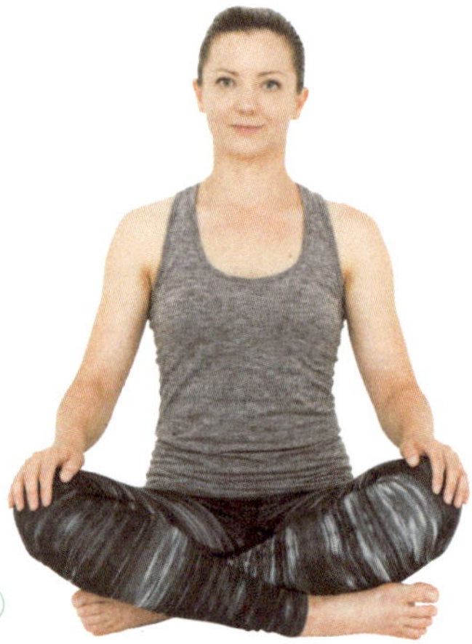

②

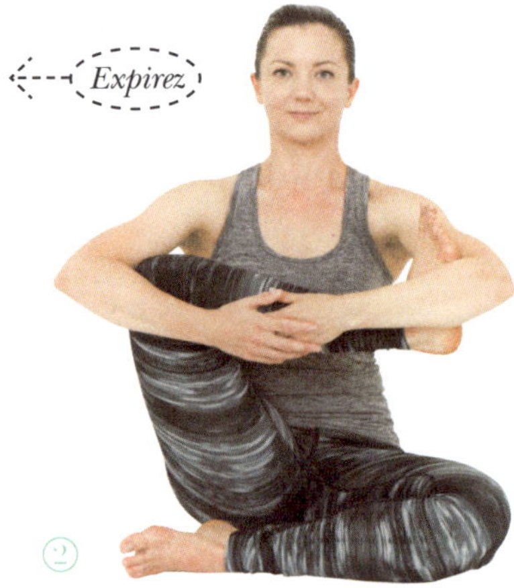

1 Asseyez-vous en tailleur, jambe droite devant.

2 Soulevez la jambe droite des deux mains jusqu'à hauteur de poitrine.

★★★

Bienfaits

■ Réduit le stress. ■ Atténue la déprime / Améliore l'humeur. ■ Améliore le fonctionnement de l'appareil digestif. ■ Stimule la vitalité.

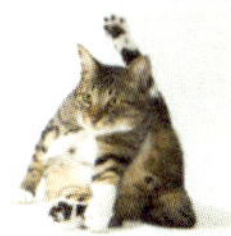

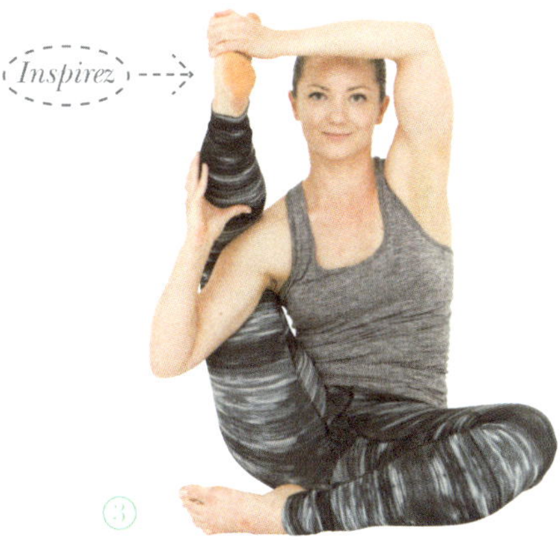

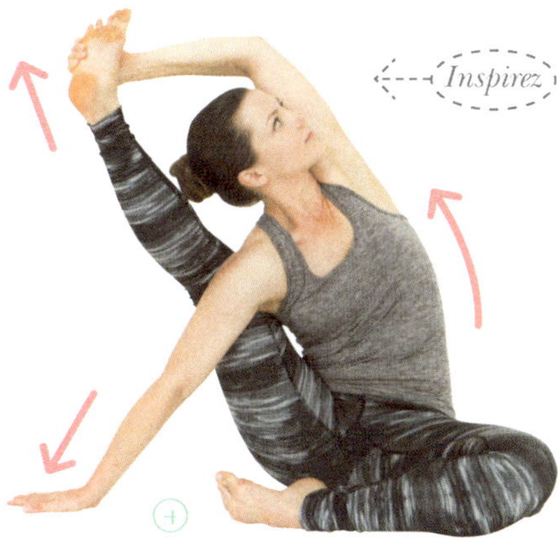

3 Tendez le pied gauche sous la fesse droite, puis passez la jambe droite derrière l'épaule droite. Soutenez la jambe en plaçant la main droite sous le mollet et tenez le pied droit de la main gauche.

4 Tenez la jambe en plaçant la main gauche contre le dos de votre pied droit. Posez la main droite au sol de sorte que l'épaule droite se place contre l'envers du genou droit. Étirez le flanc gauche en tirant la jambe droite le plus haut possible. Tournez le regard vers le haut, du côté opposé à la jambe tendue. **Maintenez la posture durant 5 respirations. Répétez l'exercice en inversant la position des bras et des jambes.**

☐ Yoga stretch » 18 ★☆☆

Un coup en haut, un coup en bas !

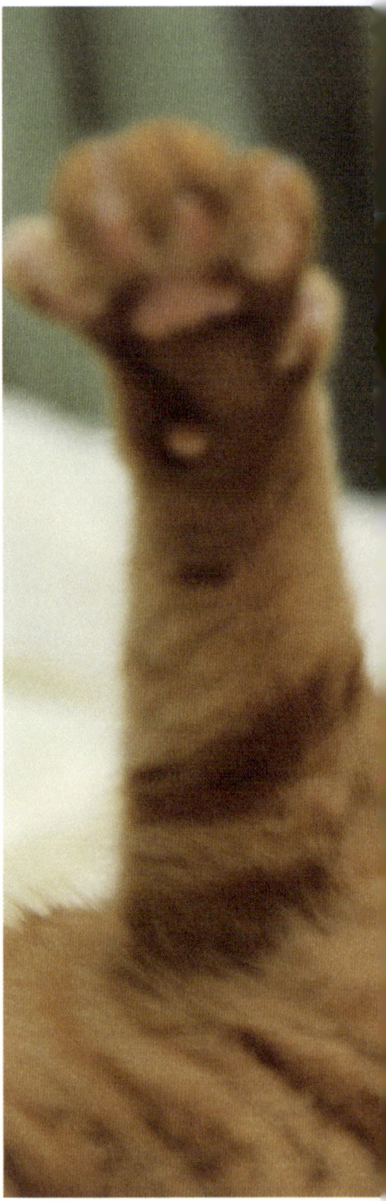

Couché(e) sur le dos, soulevez alternativement les épaules.

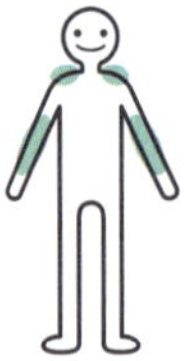

☑ Épaules

☑ Bras

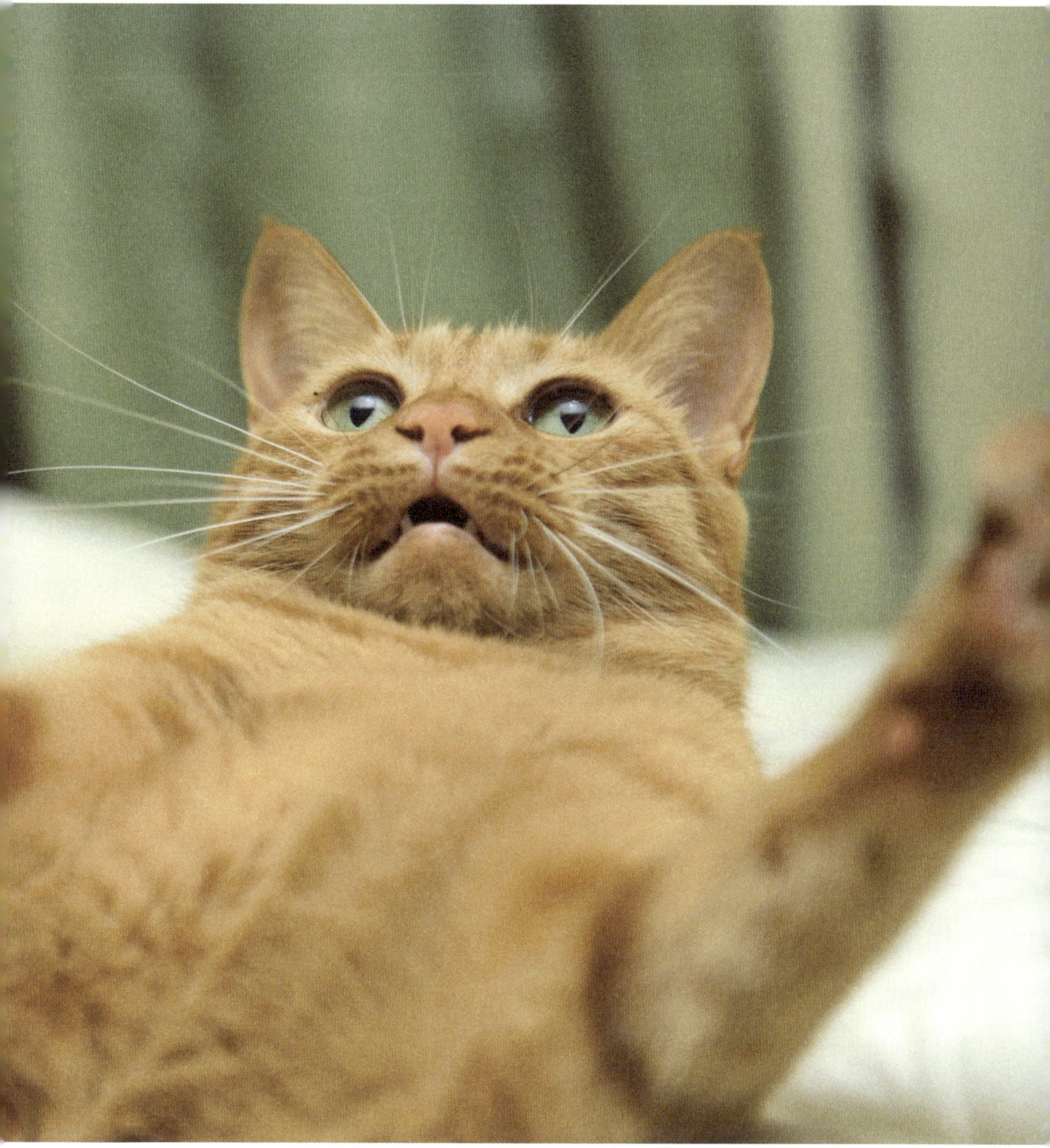

Un coup en haut, un coup en bas !

Couché(e) sur le dos, levez les bras à la verticale, puis soulevez alternativement les épaules.

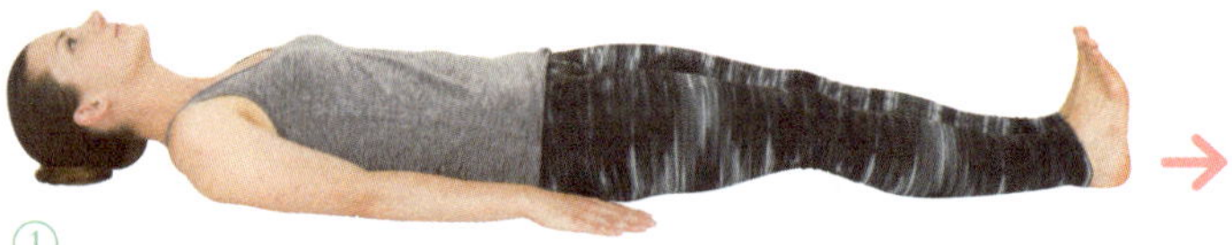

①

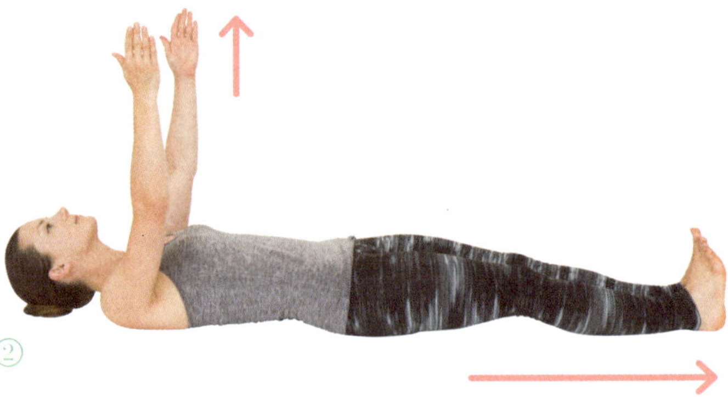

②

1 Allongé(e) sur le dos, jambes bien tendues, pointez les talons en redressant les pieds.

2 Levez les bras à la verticale, paumes tournées vers l'intérieur.

★☆☆

Bienfaits

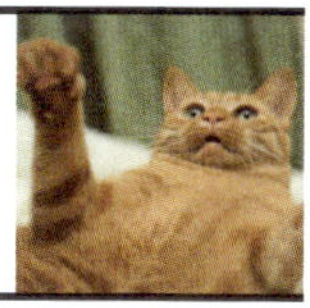

■ Soulage les contractures des épaules. ■ Stimule la vitalité. ■ Améliore le maintien.

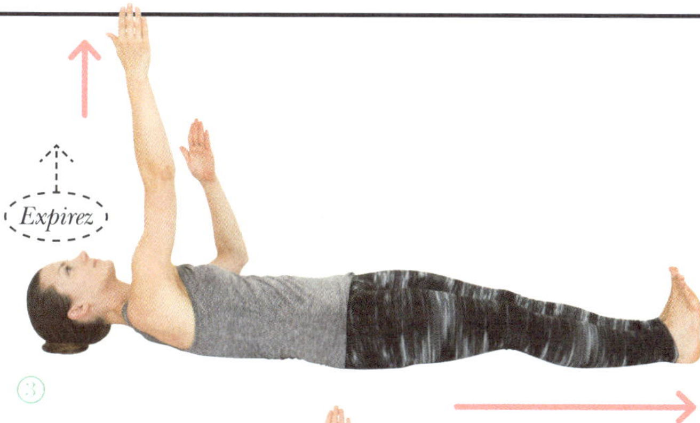

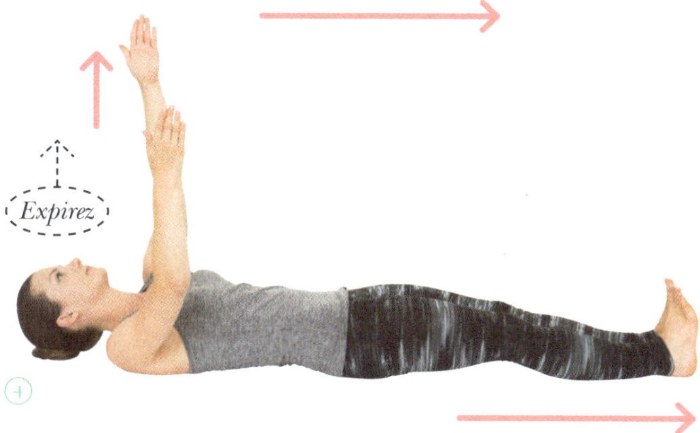

3 Montez le bras droit le plus haut possible en soulevant l'épaule droite. Pendant ce temps, fléchissez un peu le coude pour reposer le bras gauche.

4 Tout en descendant l'épaule droite, montez le bras gauche le plus haut possible. **Répétez 5 fois les étapes 3 et 4 de l'exercice.**

Volte-face

Assis(e) jambes fléchies, posez les mains en arrière et vrillez le torse.

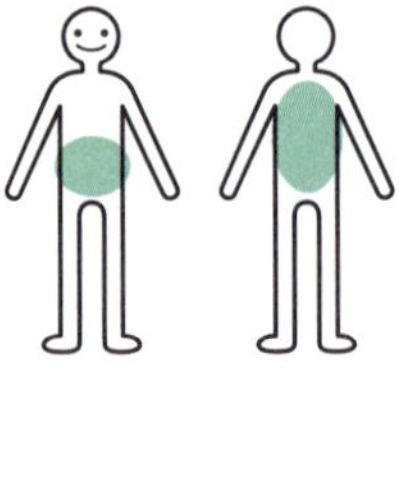

☑ Abdomen

☑ Dos, bassin

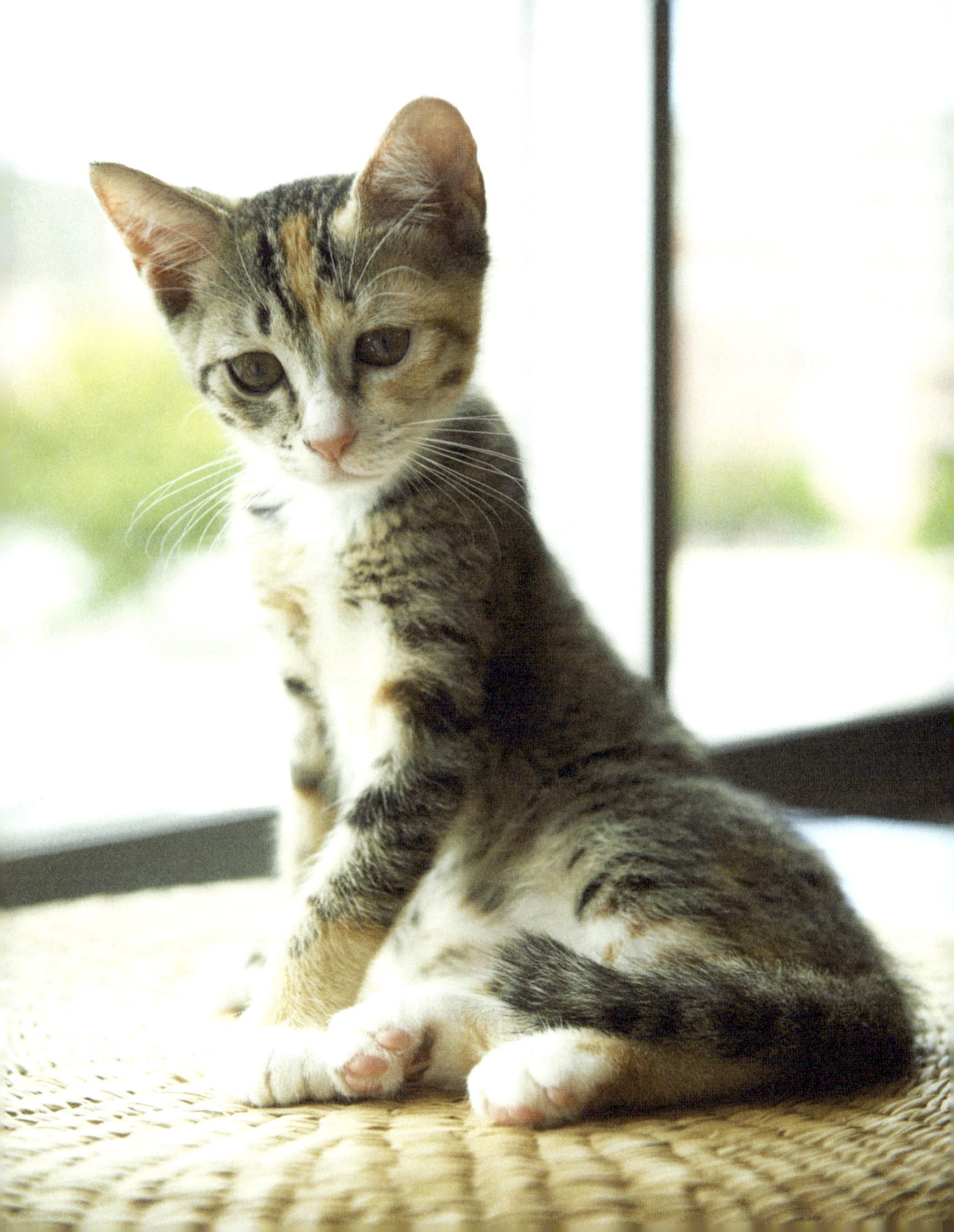

☐ Yoga stretch » 19

Volte-face

Assis(e) jambes fléchies, posez les mains en arrière et retournez-vous en vrillant le torse. Un petit exercice d'étirement pour se détendre et retrouver du peps !

①

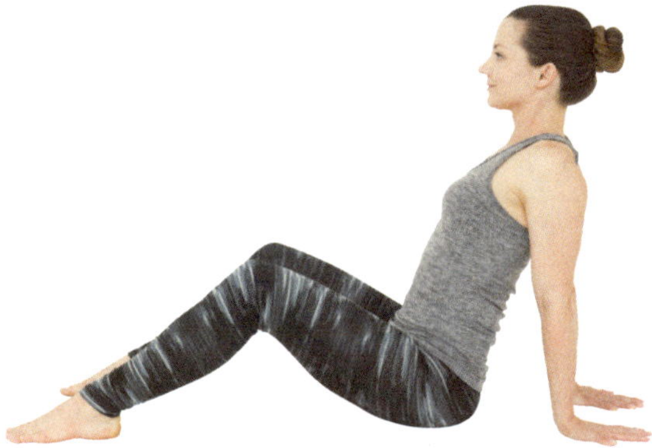

②

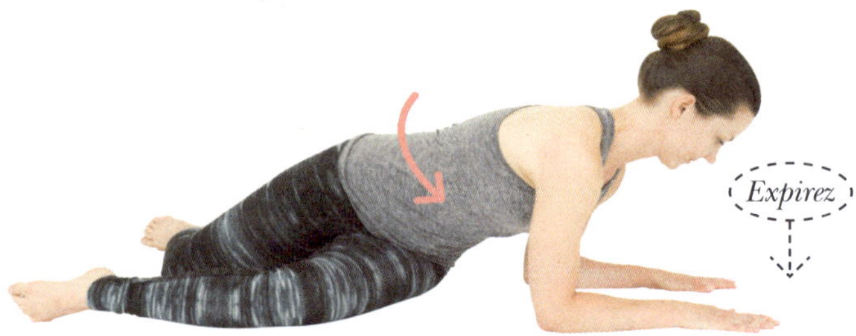

1 Asseyez-vous jambes fléchies, les pieds légèrement écartés. Posez les mains en arrière contre le sol.

2 Basculez les jambes vers la gauche tout en passant le bras droit devant le buste pour aller poser la main du côté gauche en vrillant le torse. Plaquez les avant-bras contre le sol.

★☆☆

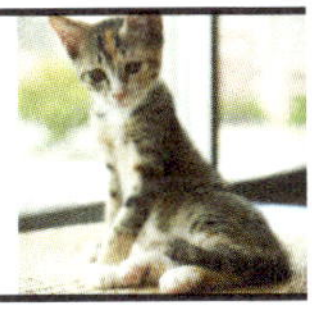

Bienfaits

■ Masse les intestins. ■ Soulage les douleurs lombaires.
■ Réduit le stress. ■ Détoxifie le corps.

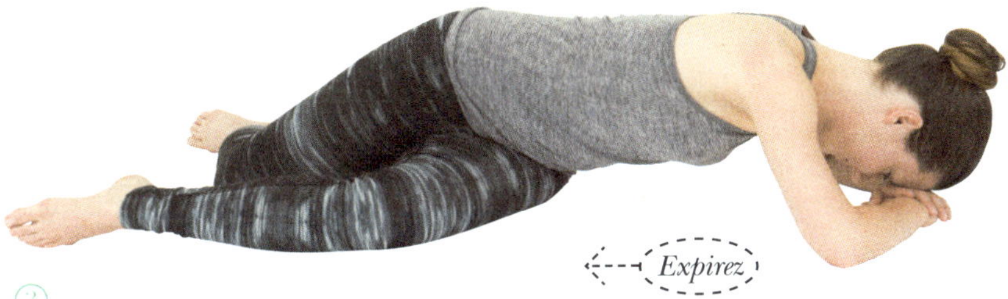

3

3 Détendez-vous, front appuyé sur les mains superposées. **Maintenez la posture durant 5 respirations. Répétez l'exercice de l'autre côté.**

On plonge !

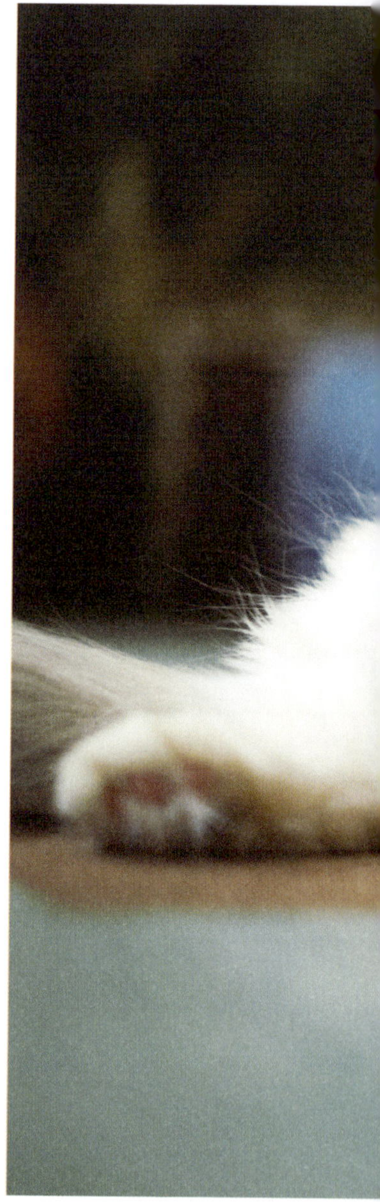

Assis(e) jambes écartées, rabattez le torse en avant.

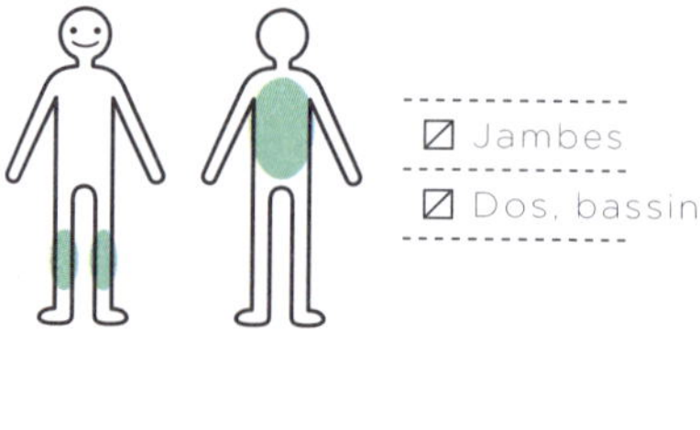

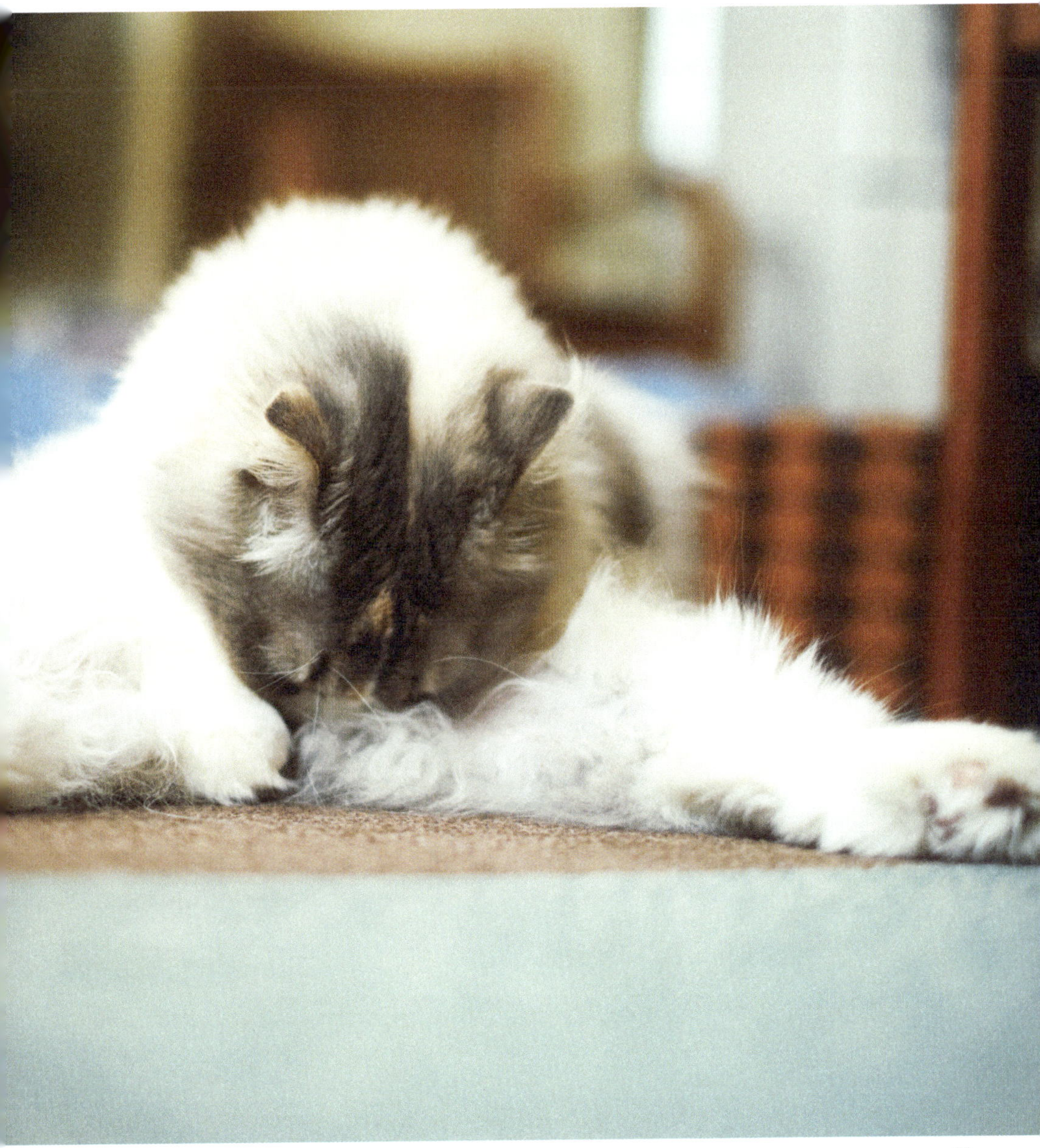

☐ Yoga stretch » 20

On plonge !

En stretch, c'est un exercice de base. Pour que l'étirement profite non seulement aux jambes, mais à tout le corps, levez les bras, étirez bien la colonne vertébrale avant de rabattre le torse.

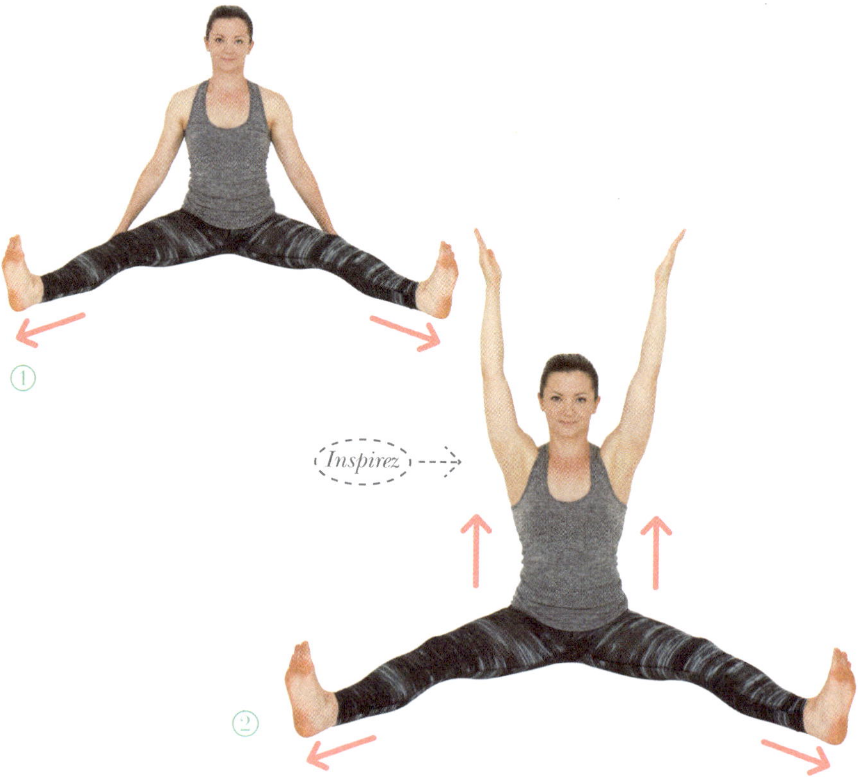

1 Assis(e) jambes ouvertes, pointez les talons en redressant les pieds.

2 Étirez le dos en levant les bras à la verticale.

★☆☆

Bienfaits

■ Évacue la fatigue. ■ Soulage les migraines.
■ Réduit le stress. ■ Soulage les douleurs lombaires.

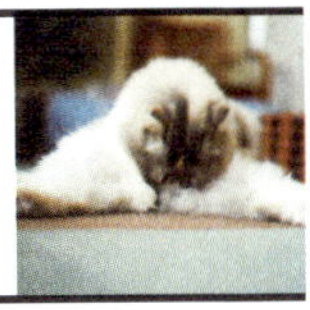

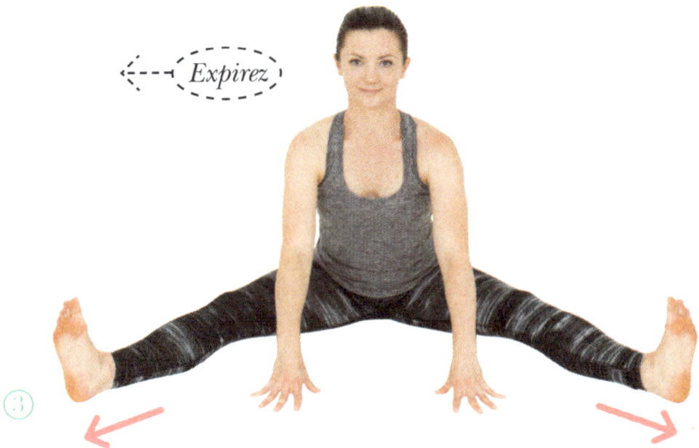

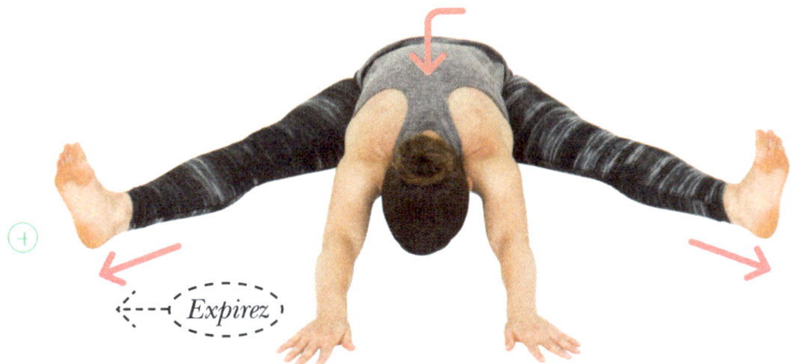

3 Posez les mains au sol entre les jambes, puis faites-les glisser en avant tout en inclinant le torse.

4 Fléchissez le torse à partir du haut des cuisses pour le rabattre le plus bas possible. Torse rabattu au maximum, **maintenez la posture durant 5 respirations.**

☐ Yoga stretch » 21 ★☆☆

Tendu comme un arc

Allongé(e) sur le côté, écartez les jambes, et arquez le torse en arrière.

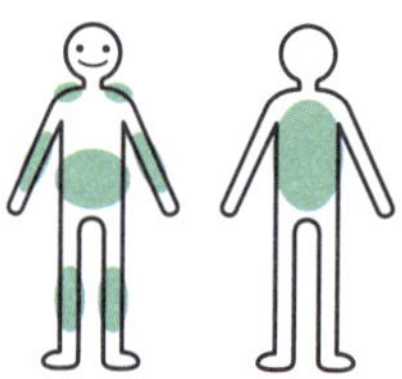

- ☑ Épaules
- ☑ Bras ☑ Abdomen
- ☑ Jambes
- ☑ Dos, bassin

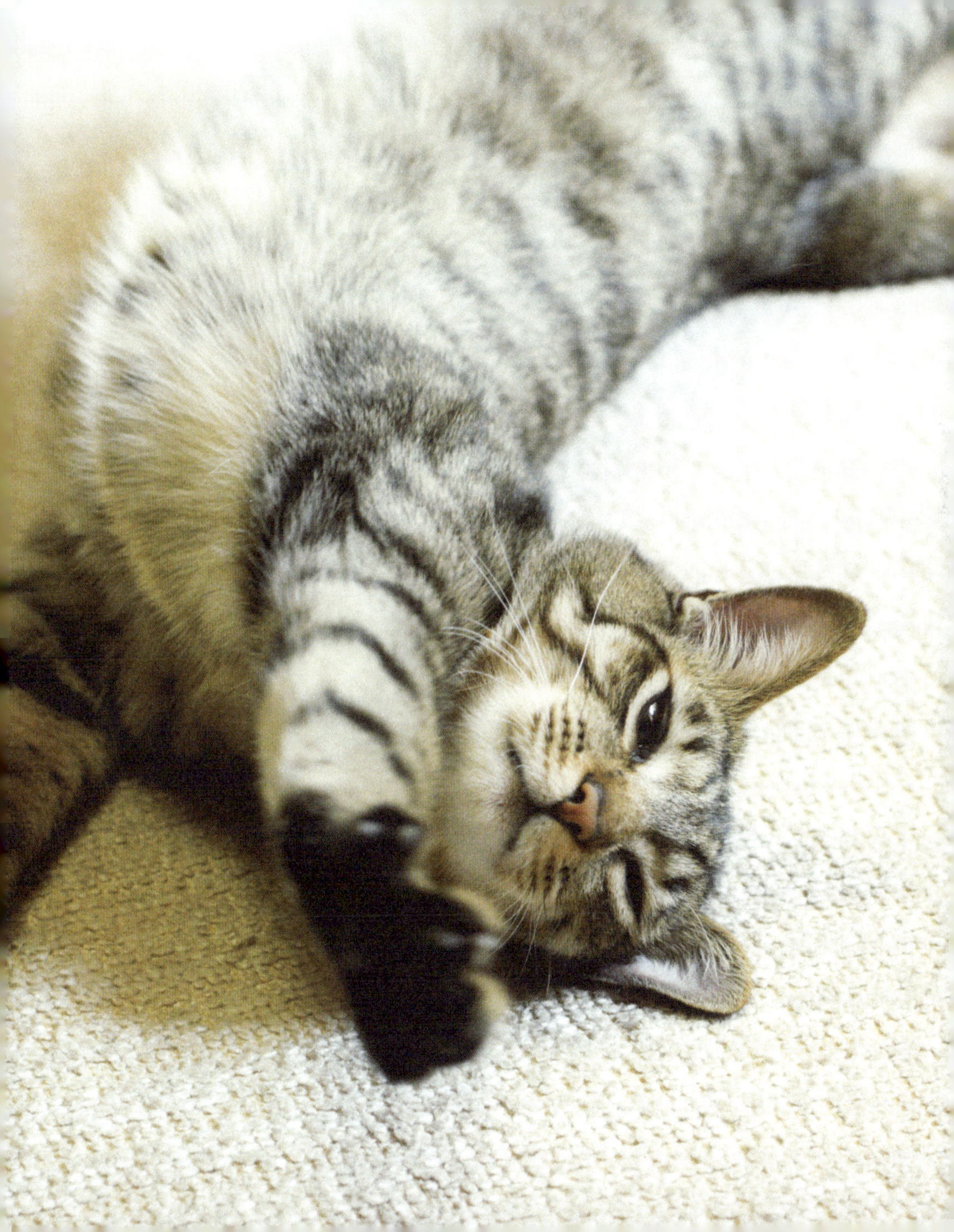

☐ Yoga stretch » 21

Tendu comme un arc

Allongé(e) sur le côté, écartez bien les jambes, puis arquez le torse en arrière. Prenez modèle sur votre chat pour vous faire du bien : étirez tout le corps !

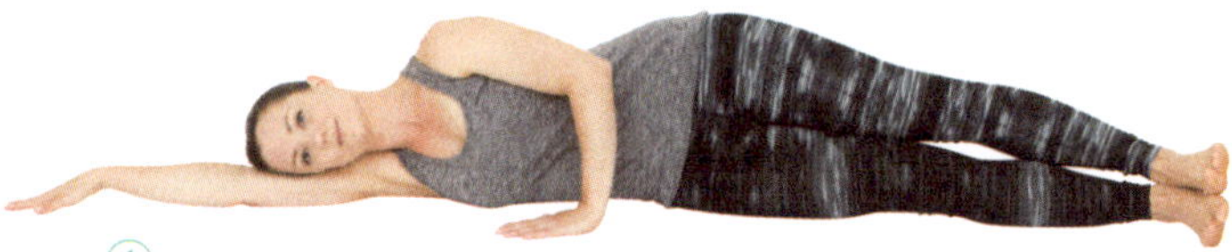

①

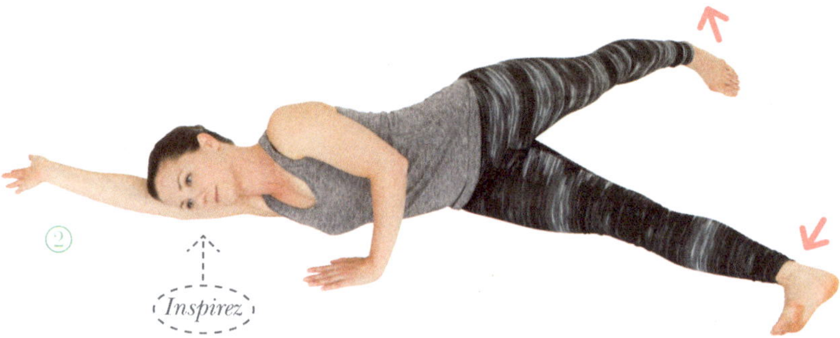

②

1 Allongé(e) sur le côté droit, tendez le bras droit et posez la tête, oreille devant le bras. Posez la main gauche au sol, devant la poitrine.

2 Écartez les jambes : avancez la jambe droite, reculez la jambe gauche.

★☆☆

Bienfaits

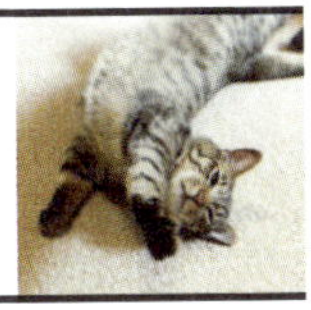

■ Soulage les contractures des épaules et du dos.
■ Stimule la vitalité. ■ Tonifie le corps.

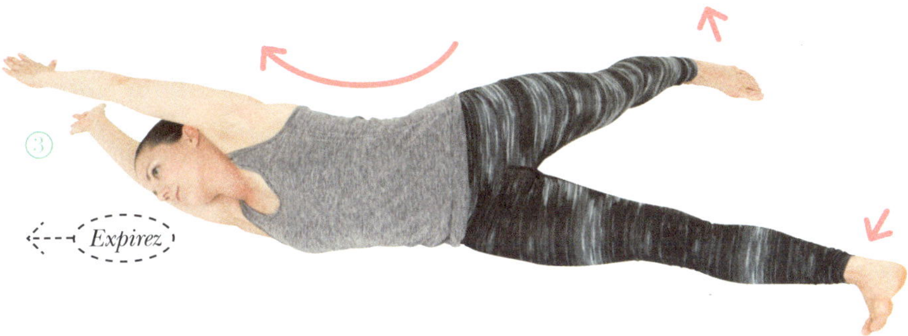

3 Bras gauche tendu comme le bras droit, arquez le torse en arrière. Maintenez la posture durant 5 respirations. Répétez l'exercice allongé(e) sur l'autre côté.

☐ Yoga stretch » 22 ★★★

Pieds par-dessus tête

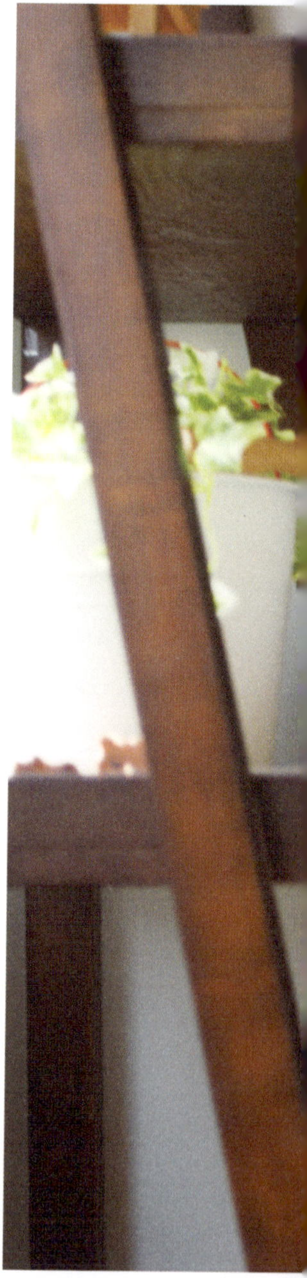

Plantes des pieds contre le mur, tenez sur vos mains !

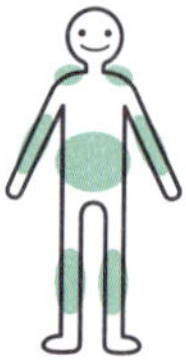

- ☑ Épaules
- ☑ Bras
- ☑ Abdomen
- ☑ Jambes

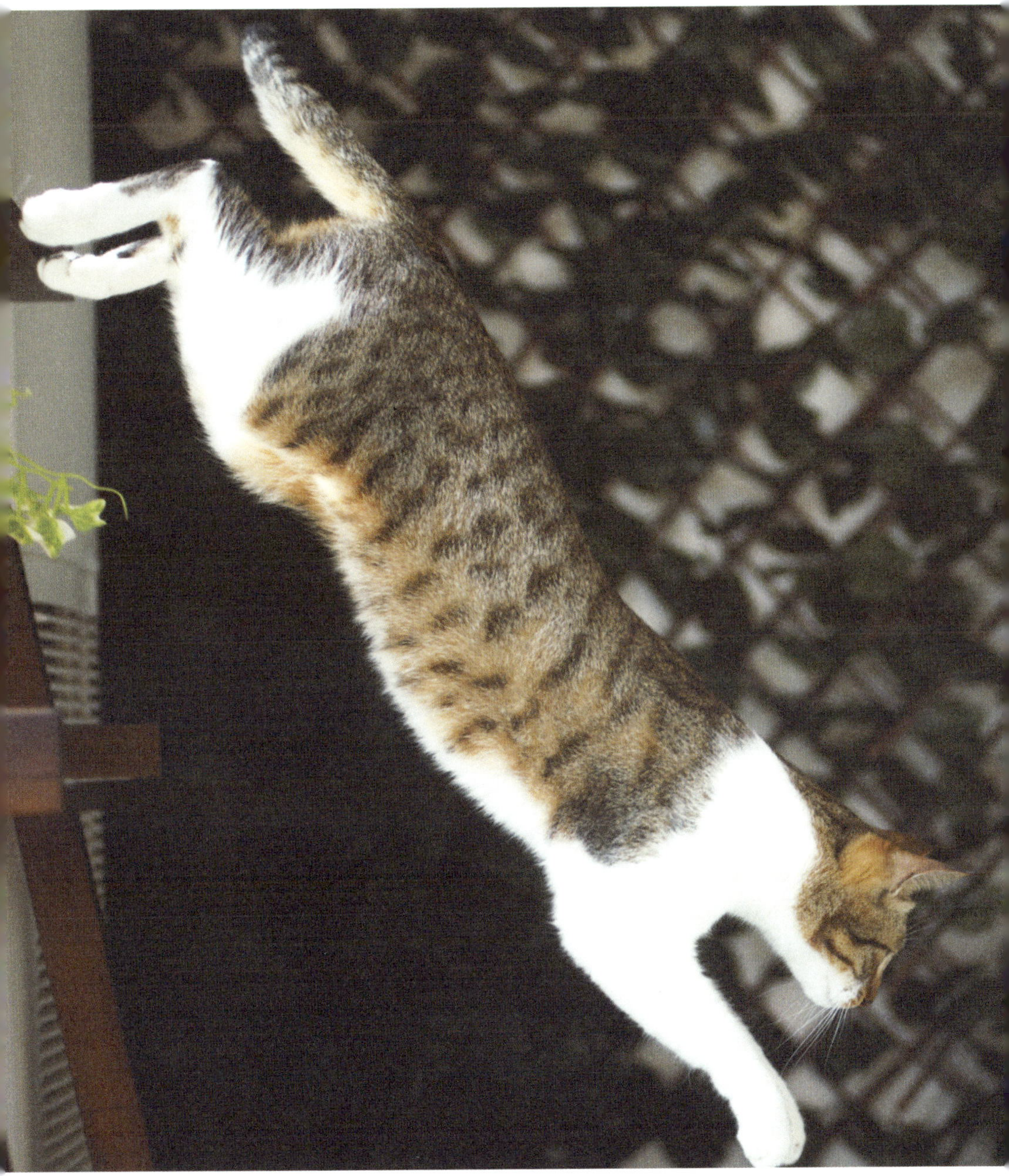

☐ Yoga stretch » 22

Pieds par-dessus tête

Mettez-vous à quatre pattes et montez les jambes en prenant appui des pieds sur le mur. Un bon exercice pour renforcer les bras et se préparer à tenter le poirier !

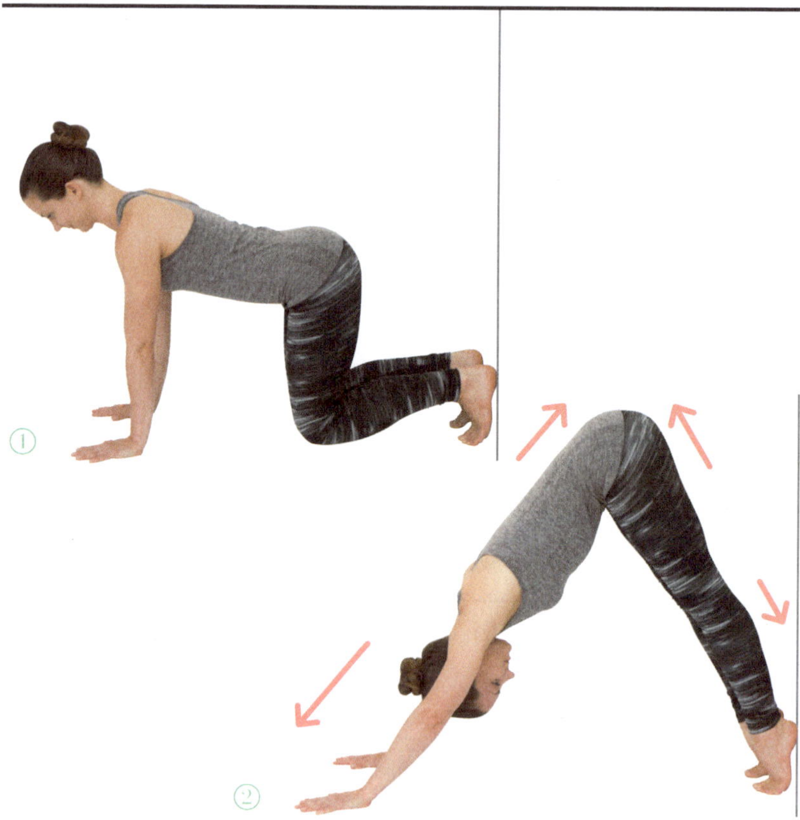

1 Mettez-vous à quatre pattes, talons contre le mur.

2 Montez très haut les fesses en prenant appui sur les mains et les orteils.

★★★

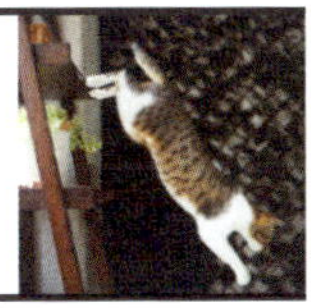

Bienfaits

■ Tonifie les bras et le corps. ■ Soulage les contractures des épaules. ■ Réduit le stress. ■ Stimule le cerveau. ■ Prévient le vieillissement.

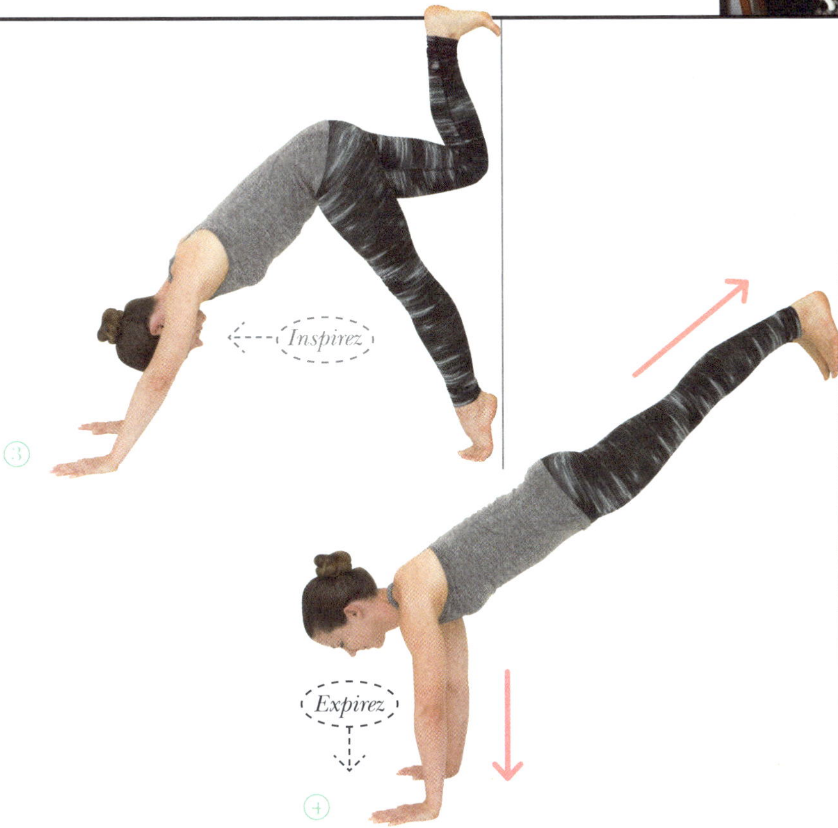

3 Montez une jambe en prenant appui sur le mur avec les orteils. Montez l'autre jambe à hauteur de la première.

4 Partie avant de la plante des pieds contre le mur et mains plaquées au sol, tendez le corps. Rapprochez le plus possible les mains du mur en montant plus haut les jambes pour amener le corps presqu'à la verticale. **Maintenez la posture durant 5 respirations.**

Méditation assise

Assis(e) en Seiza (jambes fléchies sous le corps, dos des pieds contre le sol, fesses contre la plante des pieds), placez les mains loin derrière et soulevez le bassin.

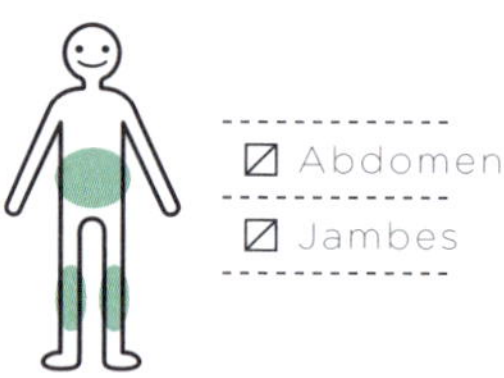

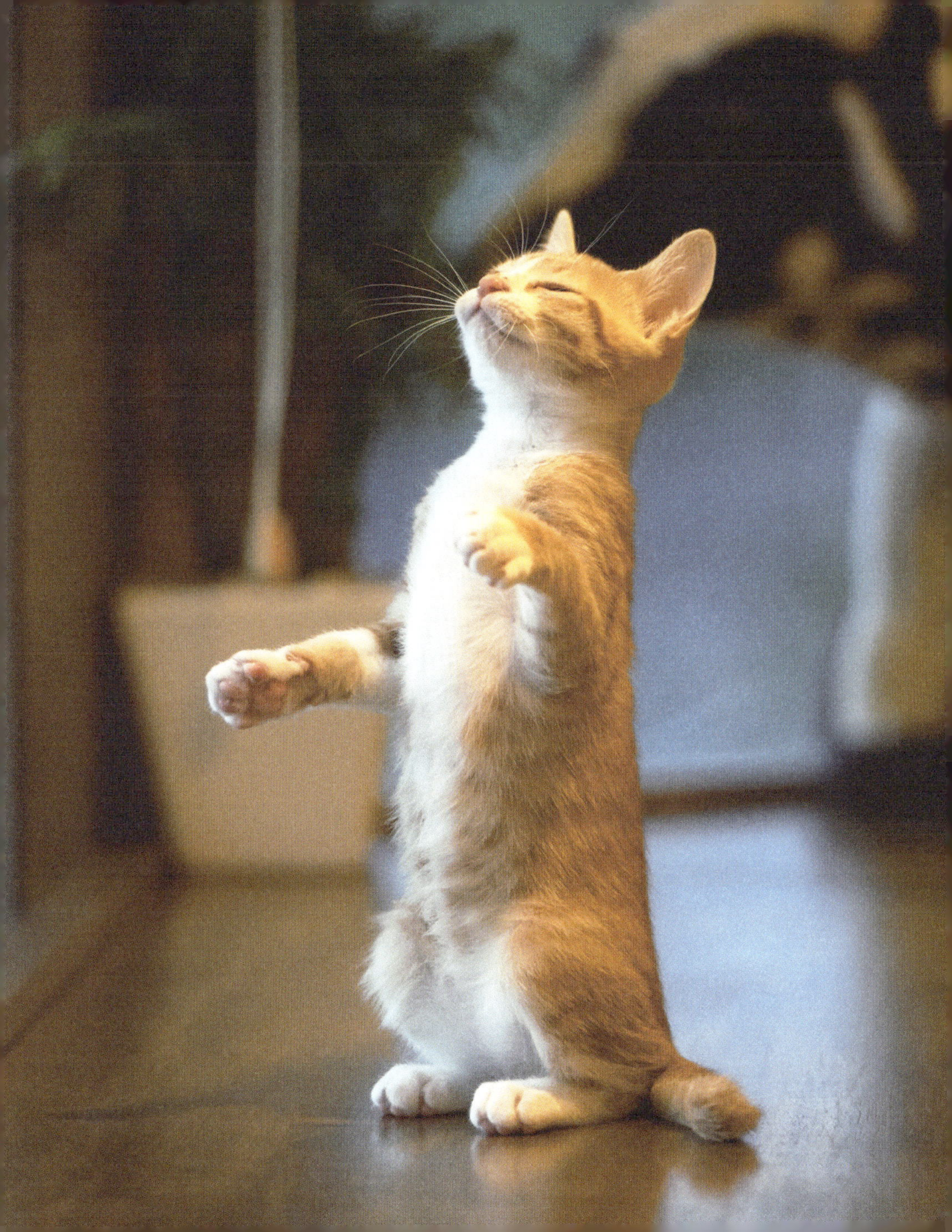

☐ Yoga stretch » 23

Méditation assise

L'assise formelle japonaise « Seiza » est aussi une posture de yoga appelée « posture du Diamant » (en sanskrit : *vajrasana*). À partir de cette posture, placez les mains loin en arrière et soulevez le bassin pour étirer les muscles des cuisses et de l'abdomen.

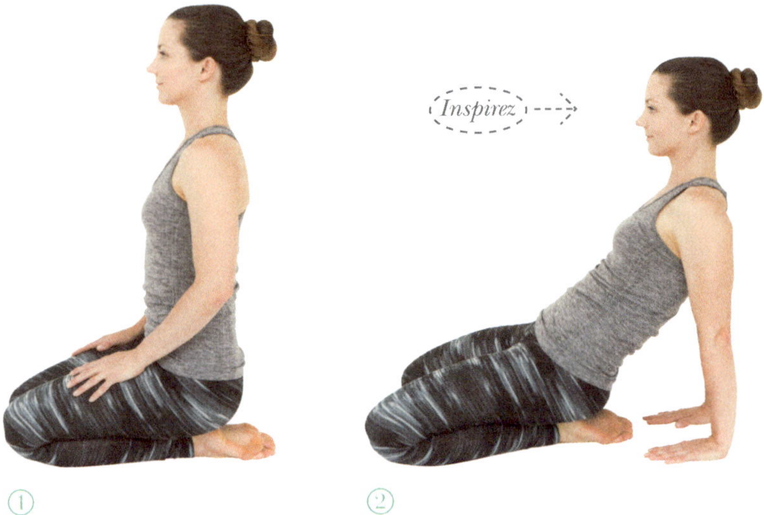

1 Asseyez-vous en « Seiza » (jambes fléchies sous le corps, dos des pieds contre le sol, fesses posées sur la plante des pieds), les mains posées sur les cuisses. Dos bien droit, regardez droit devant.

2 Écartez les genoux, et placez les mains en arrière, doigts tournés vers le corps.

★☆☆

Bienfaits

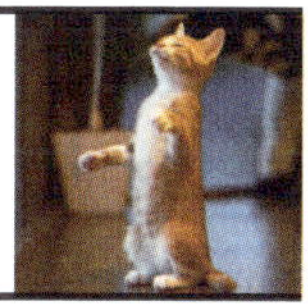

■ Améliore le fonctionnement de l'appareil digestif.
■ Soulage la constipation. ■ Atténue la déprime / Améliore l'humeur.

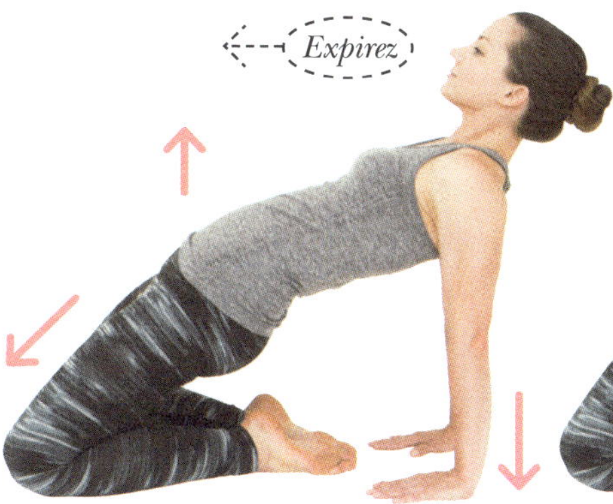

③

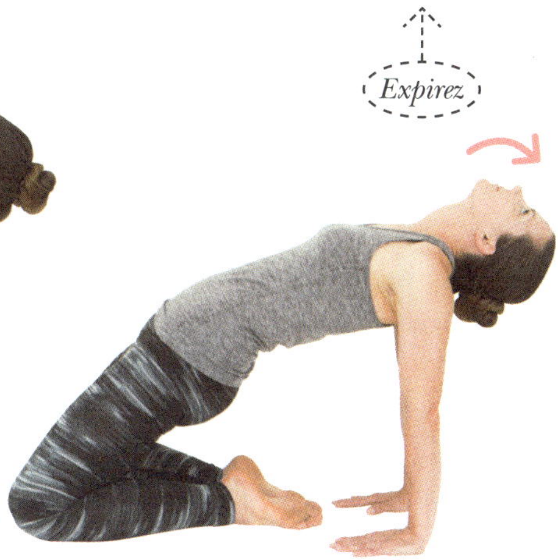

④

3 Soulevez le bassin.

4 Renversez la tête en arrière.
Maintenez la posture durant 5 respirations.

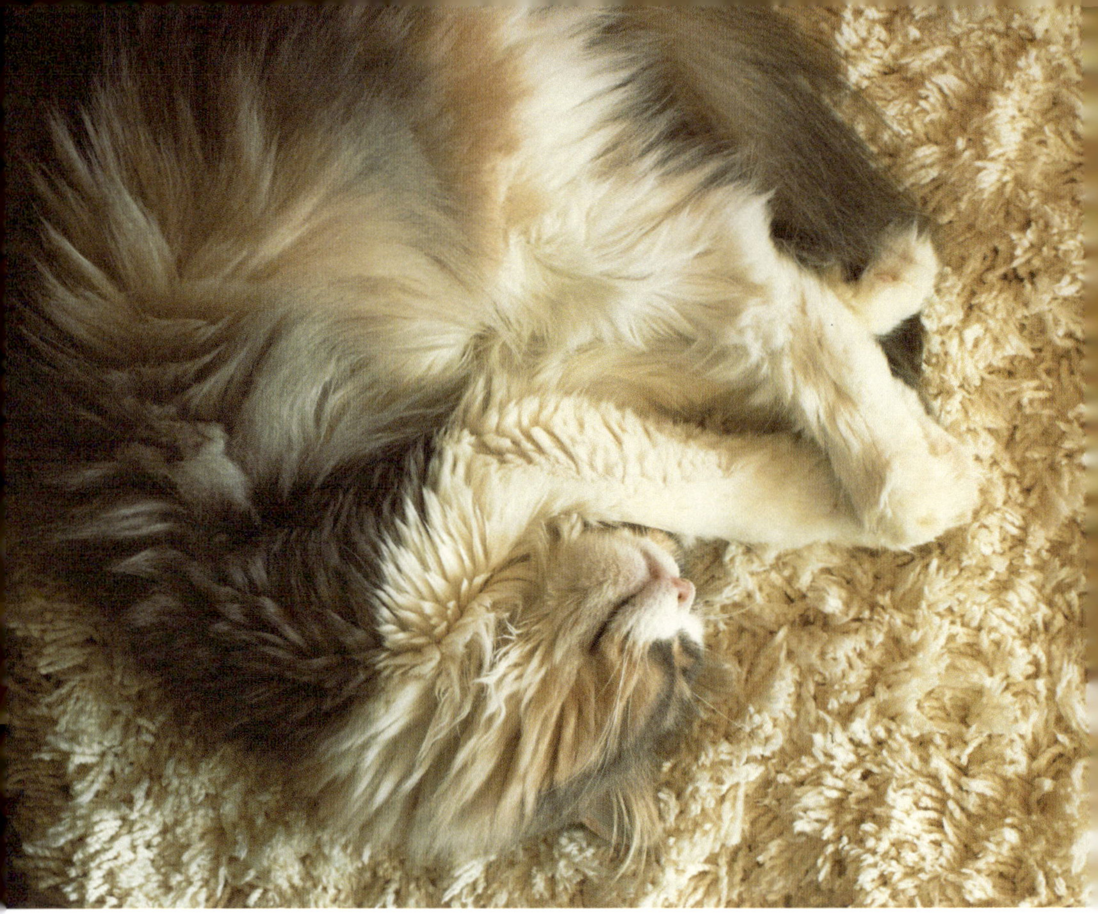

☐ Yoga stretch » 24 ★☆☆

Roulé en boule

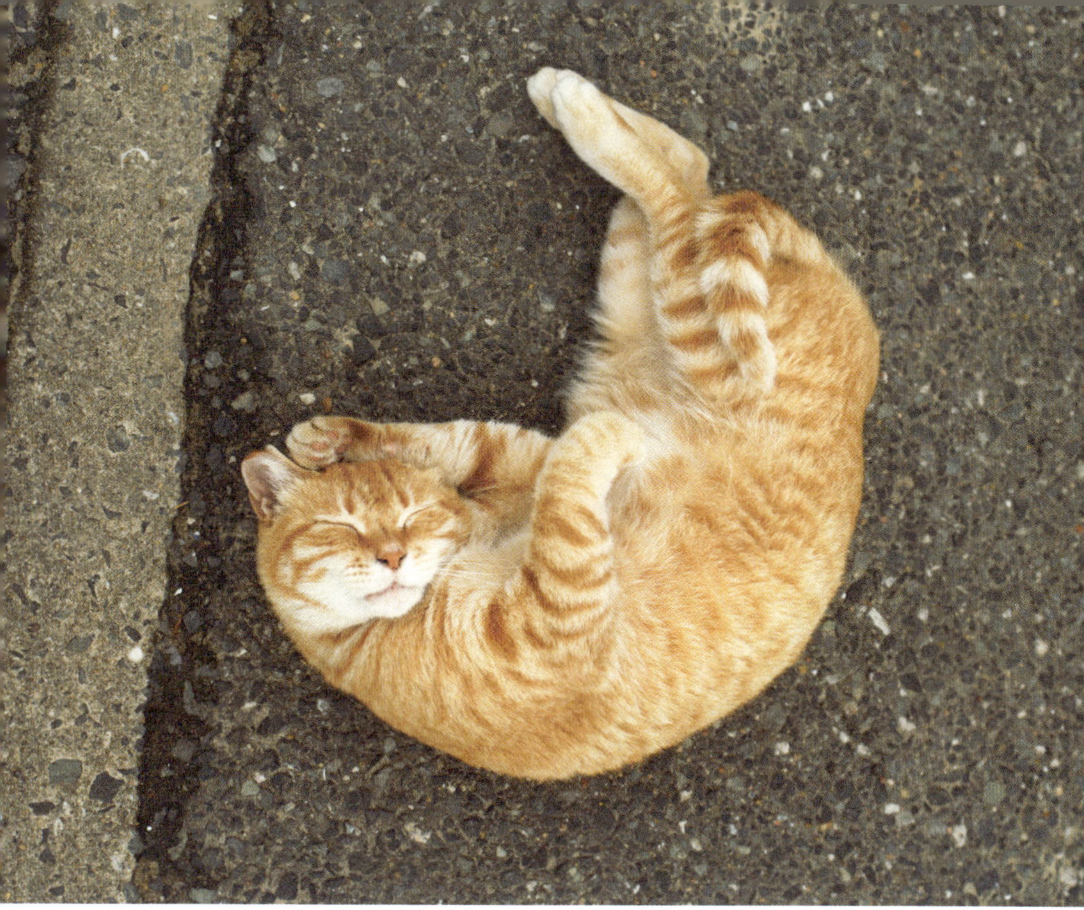

Couché(e) sur le dos, embrassez vos jambes et rapprochez le front des genoux.

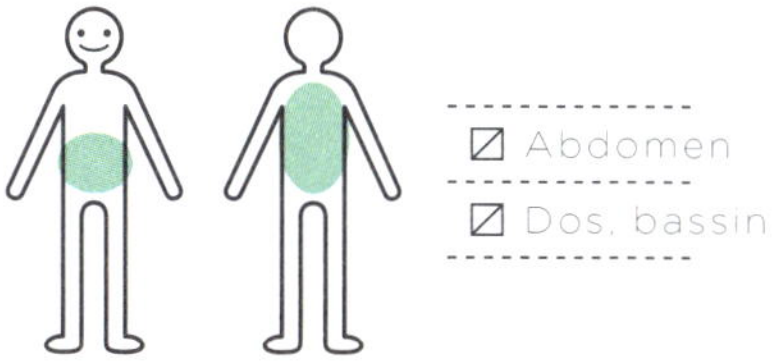

☐ Yoga stretch » 24

Roulé en boule

Allongé(e) sur le dos, embrassez vos jambes et rapprochez le front des genoux pour vous mettre en boule ! En yoga, c'est la « posture du Vent » (en sanskrit : *apanasana*).

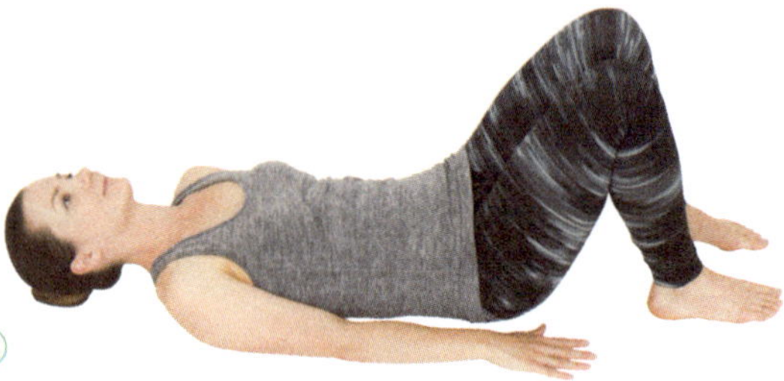

①

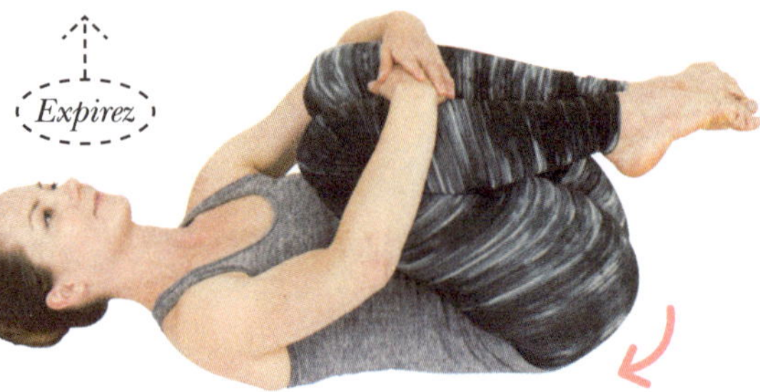

②

1 Couché(e) sur le dos, fléchissez les jambes.

2 Prenez les jambes dans les bras.

★☆☆

Bienfaits

■ Renforce les abdominaux. ■ Masse les intestins. ■ Soulage la constipation. ■ Atténue les douleurs menstruelles.

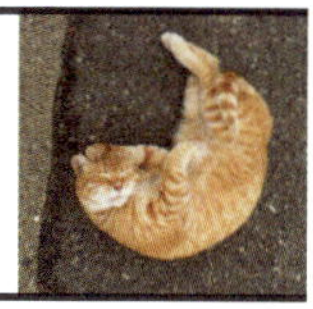

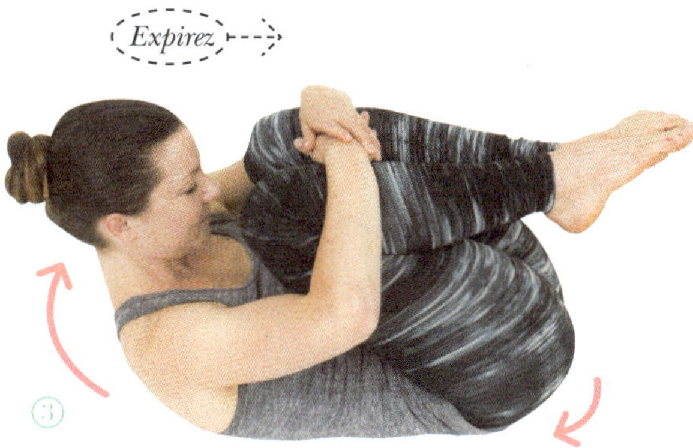

3 Relevez la tête, et rapprochez le front des genoux.
Maintenez la posture durant 5 respirations.

☐ Yoga stretch » 25 ★☆☆

Ventre à terre !

Allongé(e) sur le ventre, montez simultanément le bras et la jambe opposés, en alternant la droite et la gauche.

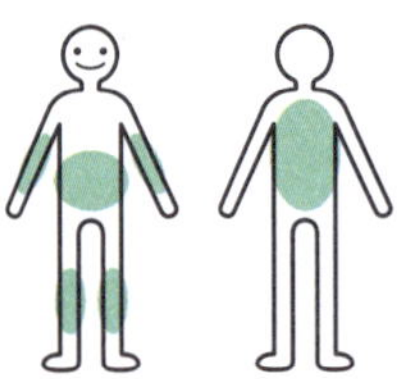

- ☑ Bras
- ☑ Abdomen
- ☑ Jambes
- ☑ Dos, bassin

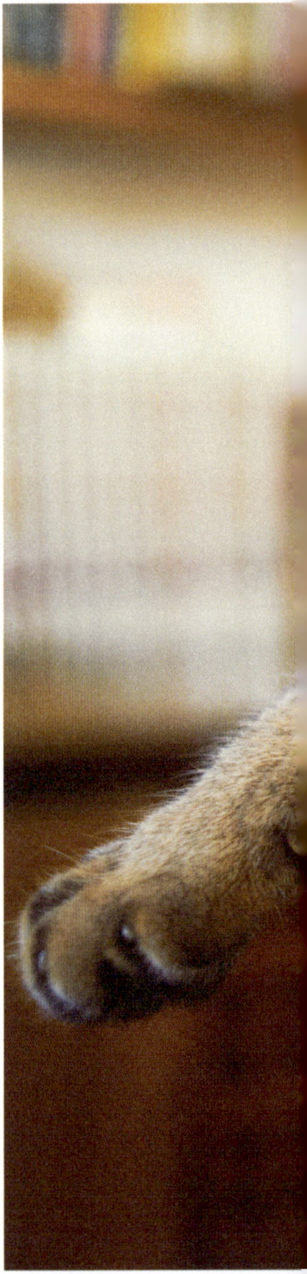

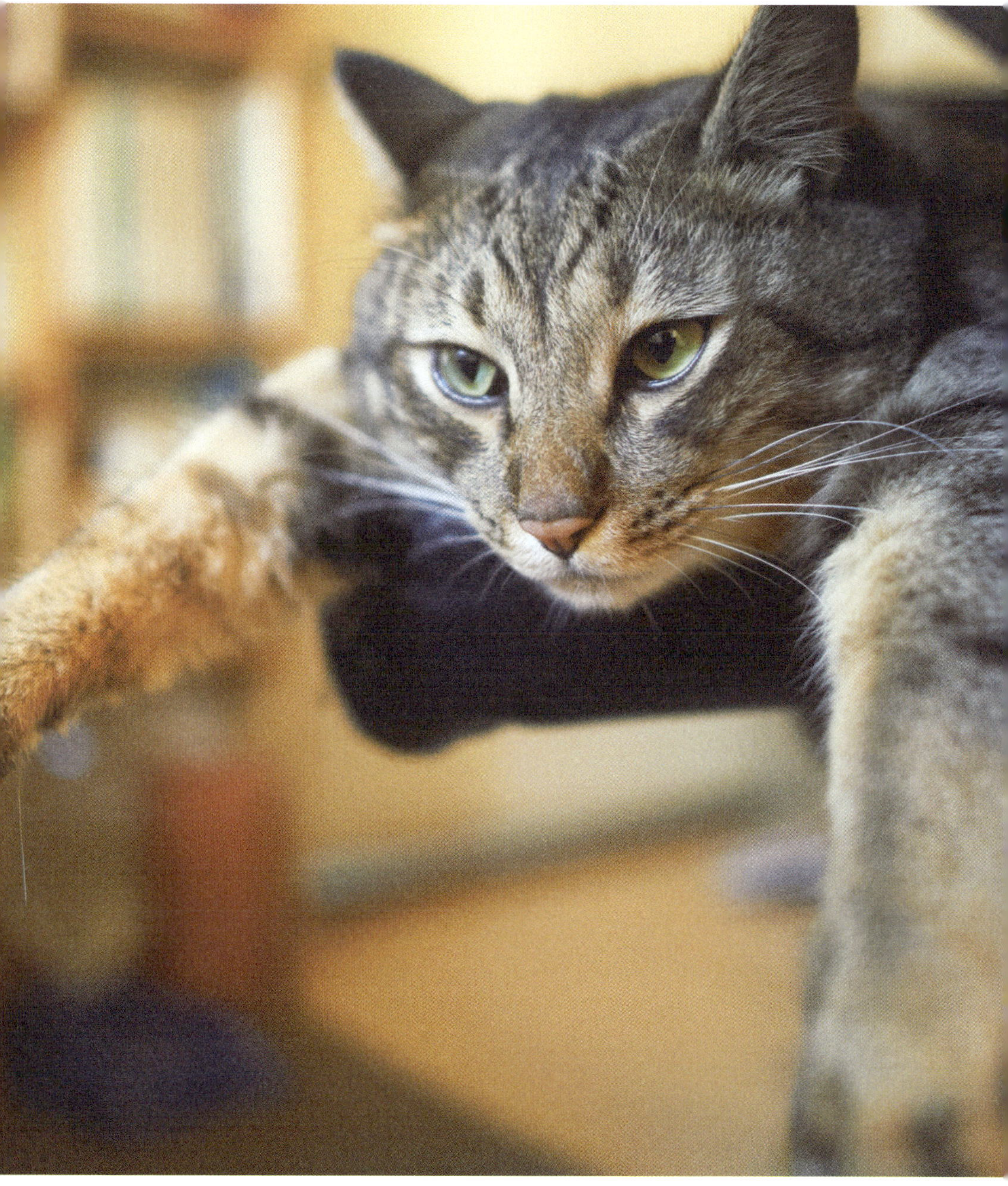

☐ Yoga stretch » 25

Ventre à terre !

Allongé(e) sur le ventre, tendez les bras de chaque côté de la tête, montez simultanément le bras droit et la jambe gauche, puis le bras gauche et la jambe droite. Montez ensuite simultanément les deux bras et les deux jambes.

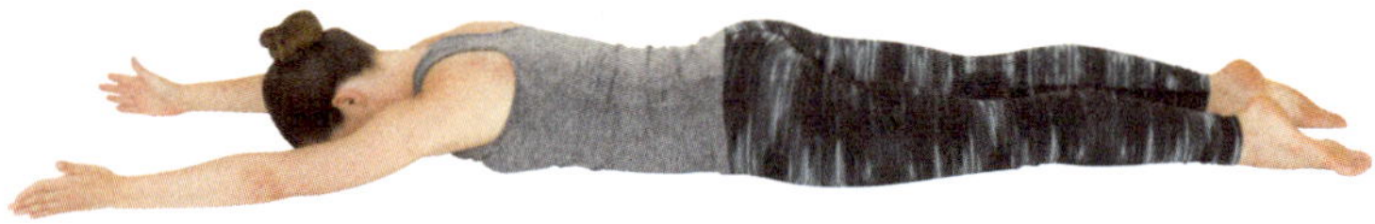

①

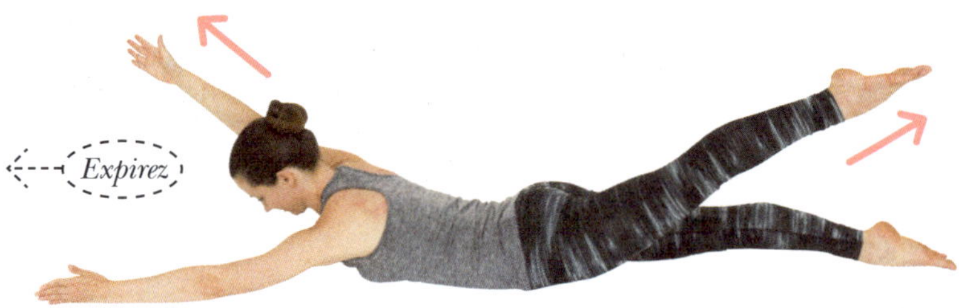

②

1 Allongé(e) sur le ventre, tendez les bras de chaque côté de la tête. Écartez les mains de la largeur des épaules, paumes en vis-à-vis. Posez le front au sol.

2 Montez simultanément le bras droit et la jambe gauche en les maintenant bien tendus. Soulevez le haut du corps pour accompagner le mouvement du bras.

★☆☆

Bienfaits

■ Soulage les contractures des épaules et du dos. ■ Renforce les muscles du dos. ■ Améliore le fonctionnement de l'appareil digestif. ■ Soulage les douleurs lombaires.

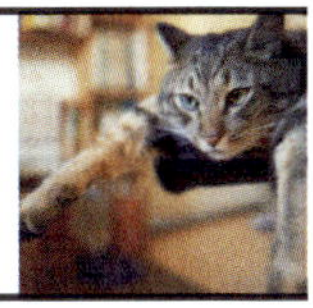

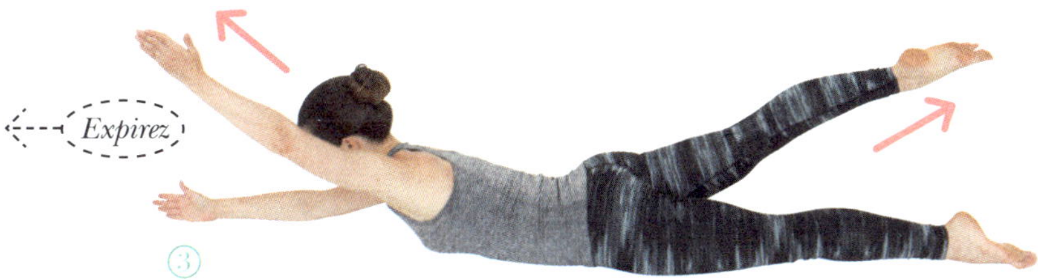

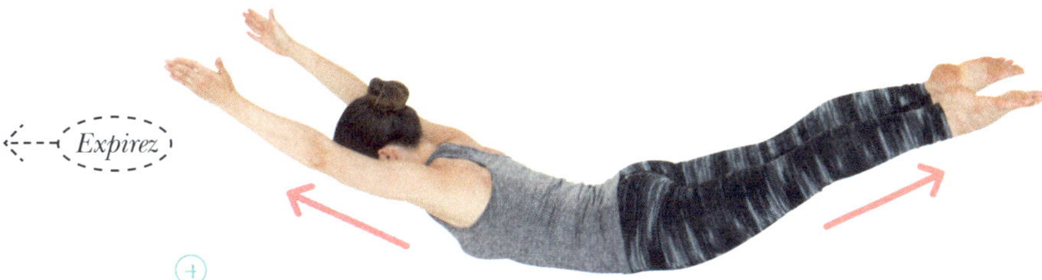

3 Ramenez au sol le bras droit et la jambe gauche. Posez le front au sol. Montez simultanément le bras gauche et la jambe droite en les maintenant bien tendus. Soulevez le haut du corps pour accompagner le mouvement du bras.

4 Ramenez au sol le bras gauche et la jambe droite. Posez le front au sol. Montez simultanément les deux bras et les deux jambes, en les maintenant bien tendus, tout en soulevant le haut du corps. **Répétez 5 fois les étapes 2, 3 et 4.**

Fesses en arrière

Bras levés, fléchissez les genoux en pointant les fesses en arrière.

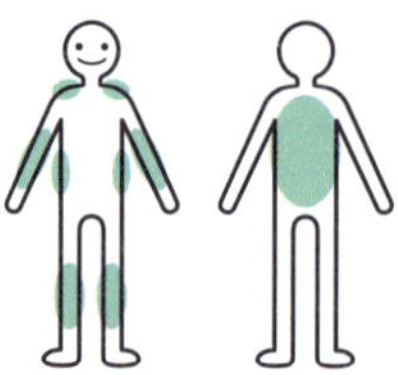

☑ Épaules

☑ Bras ☑ Flancs

☑ Jambes

☑ Dos, bassin

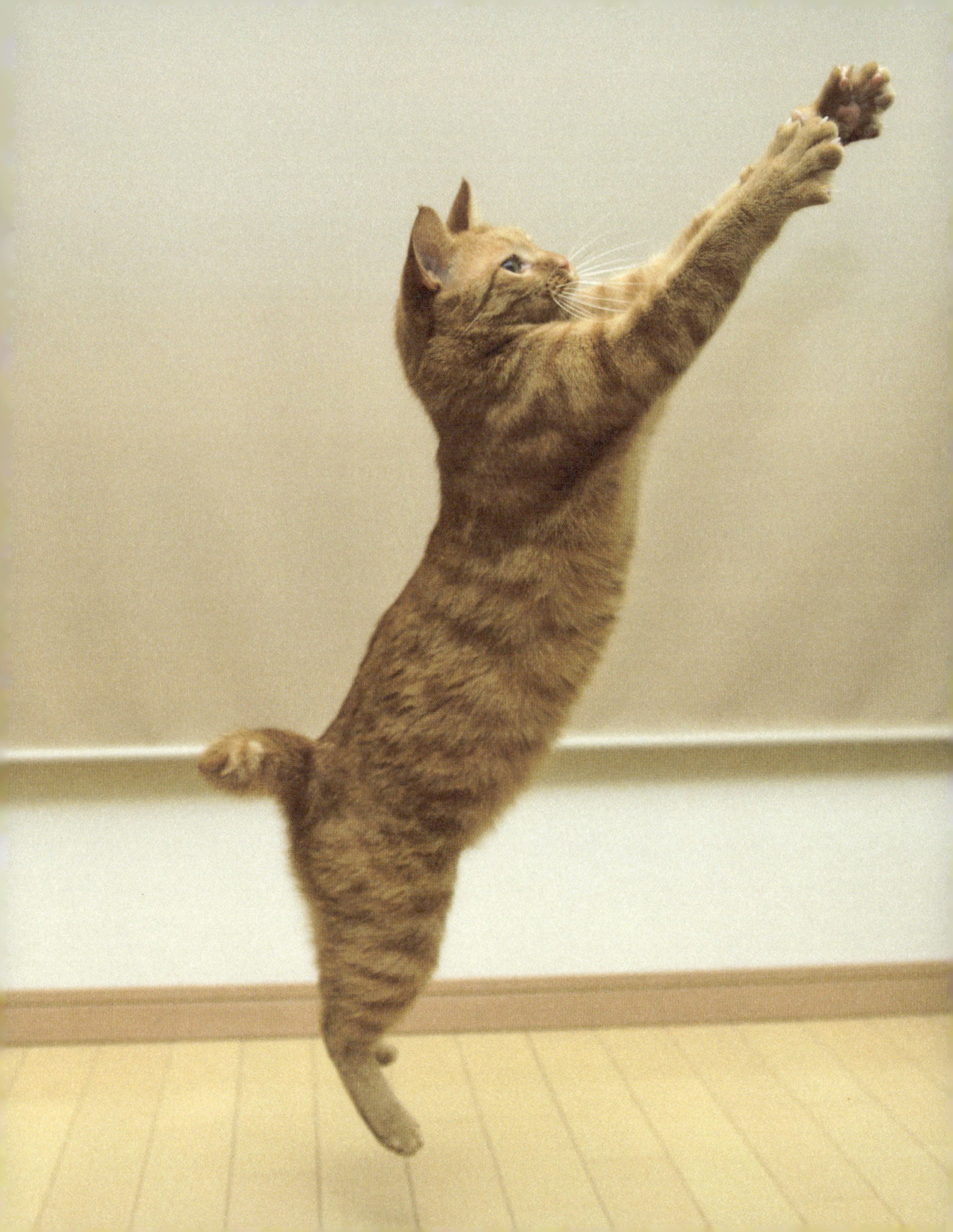

☐ Yoga stretch » 26

Fesses en arrière

En yoga, c'est la « posture de la Chaise ». Les fesses en arrière et jambes fléchies, comme pour s'asseoir, levez les bras et inclinez le torse en avant.

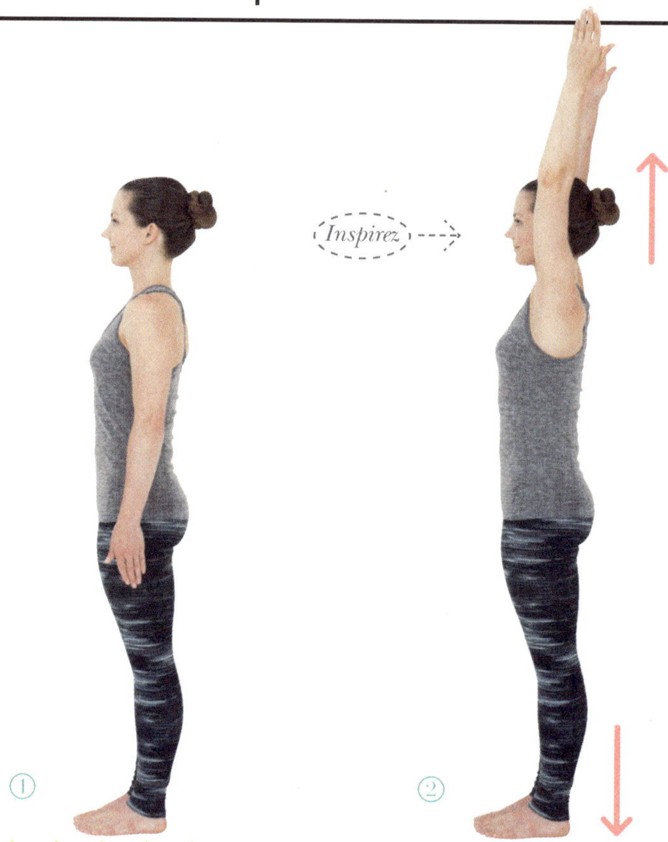

1 Tenez-vous debout, jambes jointes, dos bien droit.

2 Levez les bras pour étirer les flancs.

★☆☆

Bienfaits

■ Soulage les contractures des épaules. ■ Atténue la déprime/ Améliore l'humeur. ■ Raffermit les jambes. ■ Muscle la voûte plantaire (corrige le pied plat).

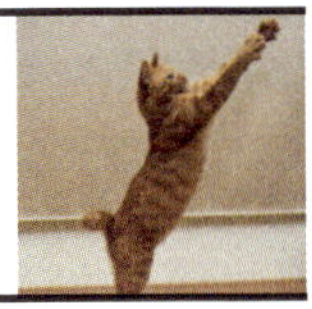

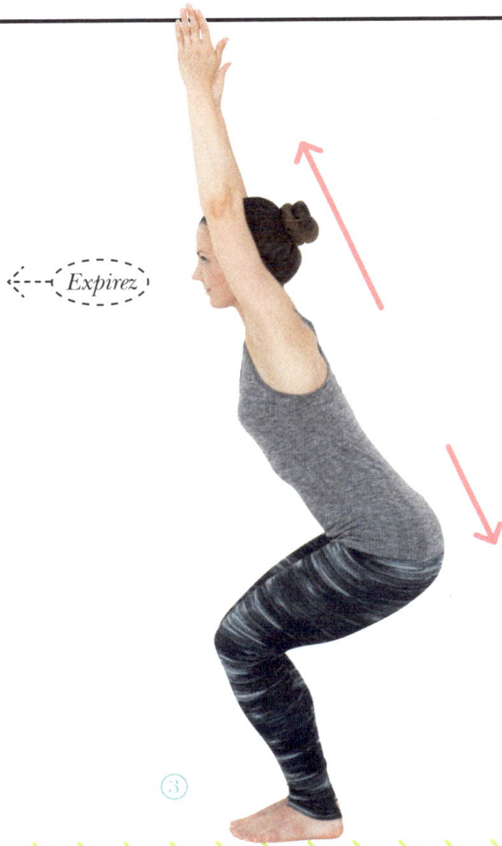

3 Fléchissez les jambes pour pointer les fesses en arrière, tout en inclinant le torse en avant. **Maintenez la posture durant 5 respirations.**

Pattes en avant !

Mains en avant, amenez le front au sol ou montez les fesses !

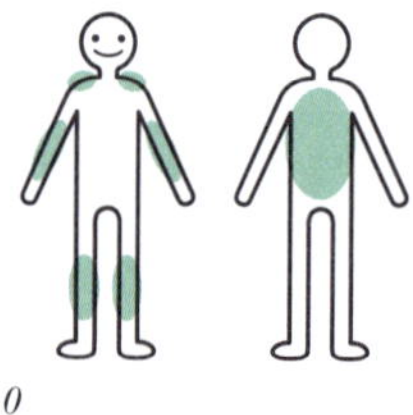

- ☒ Épaules
- ☒ Bras
- ☒ Jambes
- ☒ Dos, bassin

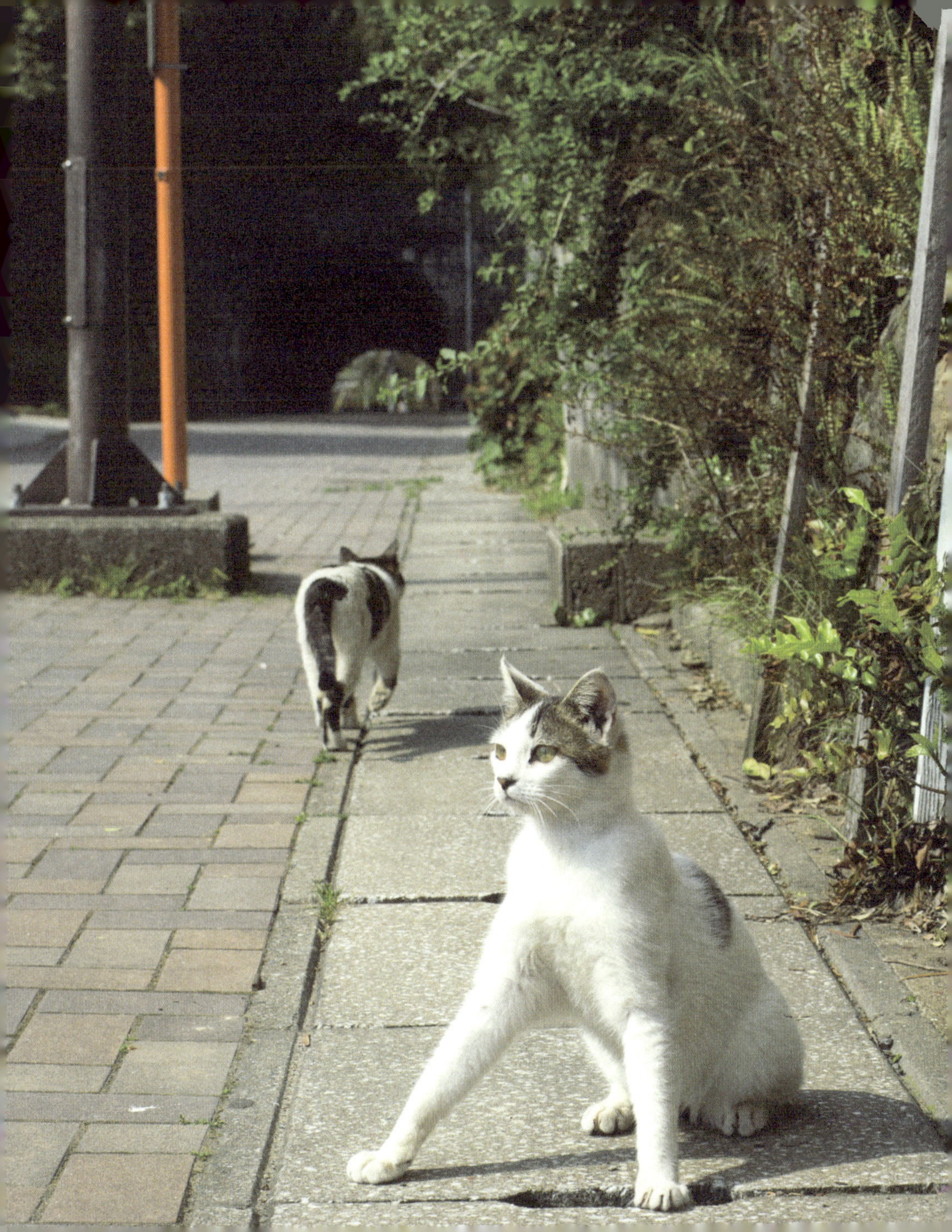

☐ Yoga stretch » 27

Pattes en avant !

Cet exercice d'étirement associe deux postures de yoga : la « posture de l'Enfant » (en sanskrit : *balasana*) et la posture du « Chien tête en bas » (en sanskrit : *adho mukha svanasana*).

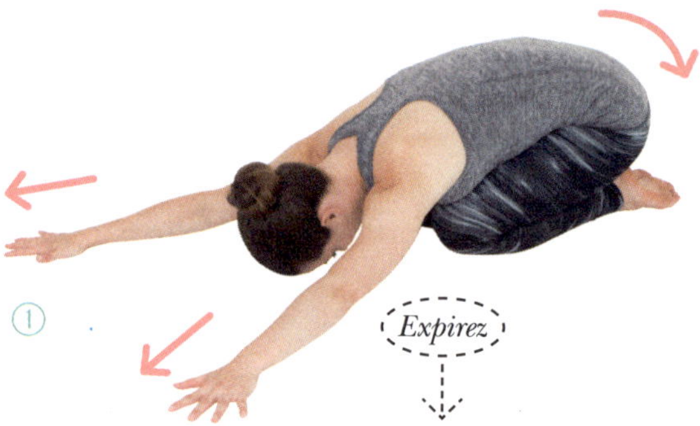

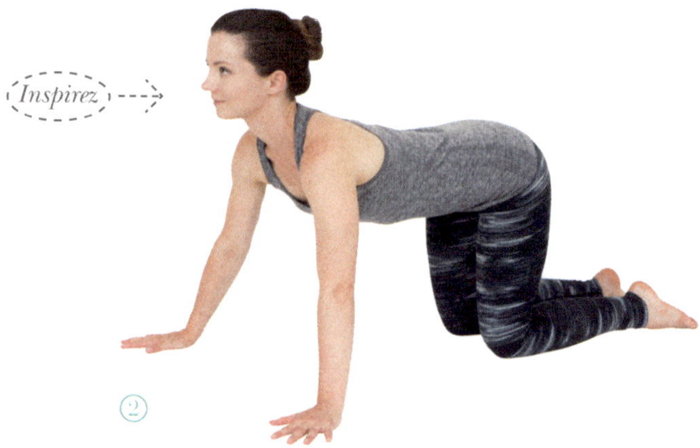

1 Assis(e) en Seiza (posture du Diamant), tendez les mains en avant, doigts bien écartés, tout en rabattant le torse jusqu'à poser le front au sol.

2 Relevez les fesses pour amener les épaules à la verticale des mains, en position à quatre pattes.

★★☆

Bienfaits

■ Renforce les bras et les jambes. ■ Revitalise. ■ Atténue les douleurs menstruelles. ■ Prévient l'ostéoporose.

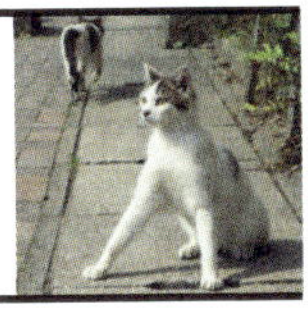

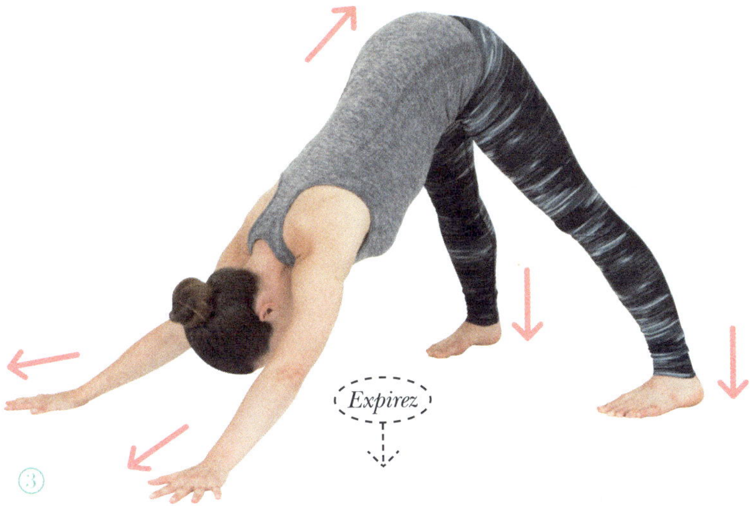

3 Tendez les jambes en pointant les fesses vers le haut et en collant les talons au sol. Les mains sont posées au sol et les bras bien tendus. Le regard est tourné vers les orteils. **Répétez 5 fois les étapes 1, 2 et 3 de l'exercice.**

☐ Yoga stretch » 28 ★★★

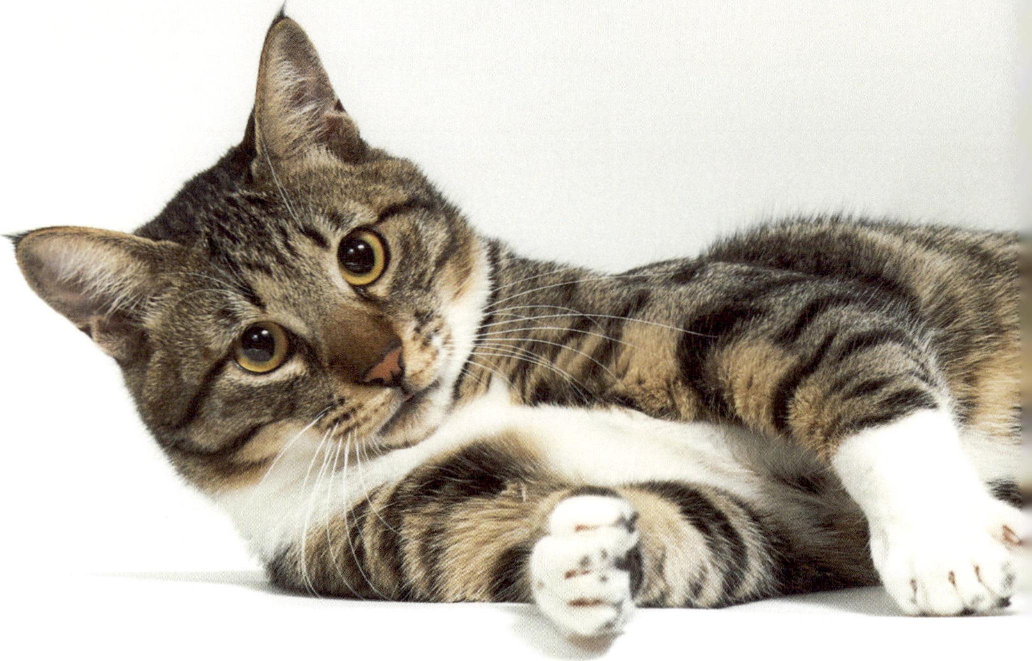

Couché ? Tant qu'à faire...

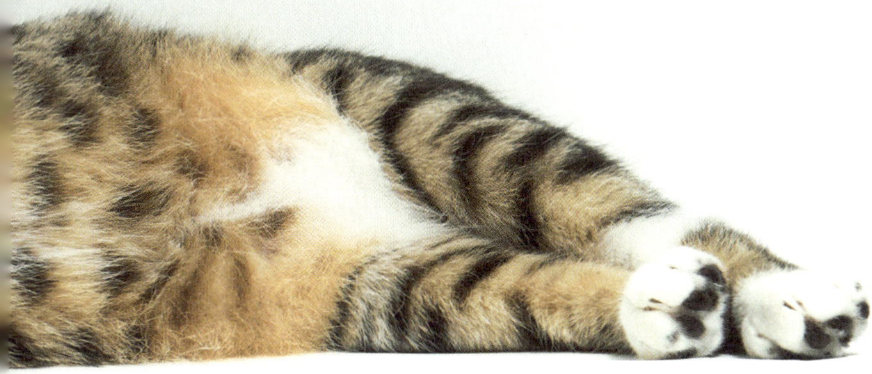

Allongé(e) par terre sur le côté.
Levez la jambe !

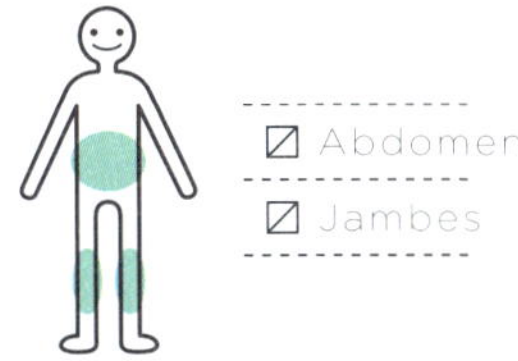

☐ Yoga stretch » 28

Couché ? Tant qu'à faire...

Allongé(e) sur le côté, levez la jambe bien haut. En yoga, on l'appelle « posture de Vishnu » (en sanskrit : *anantasana*). Un excellent exercice pour affiner les hanches, cultiver la souplesse et le sens de l'équilibre.

①

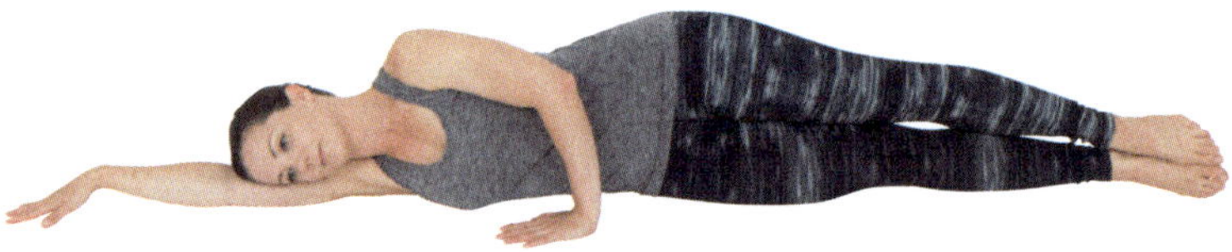

Expirez

②

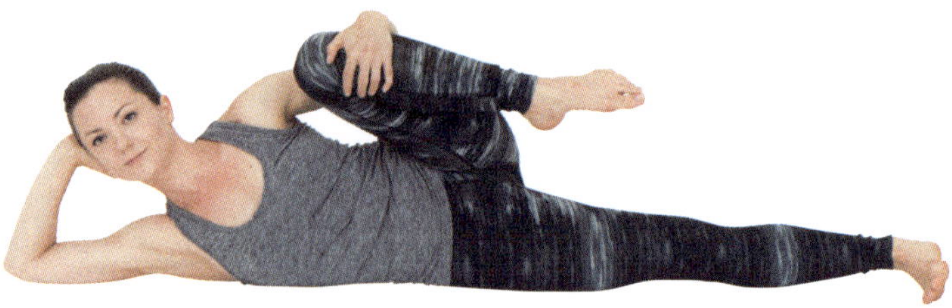

1 Allongez-vous sur le côté, bras droit tendu sous la tête. Tendez les jambes en les gardant bien jointes. Posez la main gauche devant le buste.

2 Fléchissez le bras droit pour soutenir la tête avec la main. Fléchissez la jambe gauche et attrapez-la de la main gauche pour la tirer vers le flanc gauche.

★★★

Bienfaits

■ Améliore le fonctionnement des organes de l'appareil digestif. ■ Raffermit les fesses. ■ Soulage les douleurs lombaires. ■ Tonifie le corps. ■ Entretient le sens de l'équilibre.

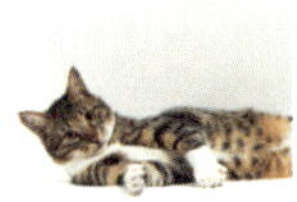

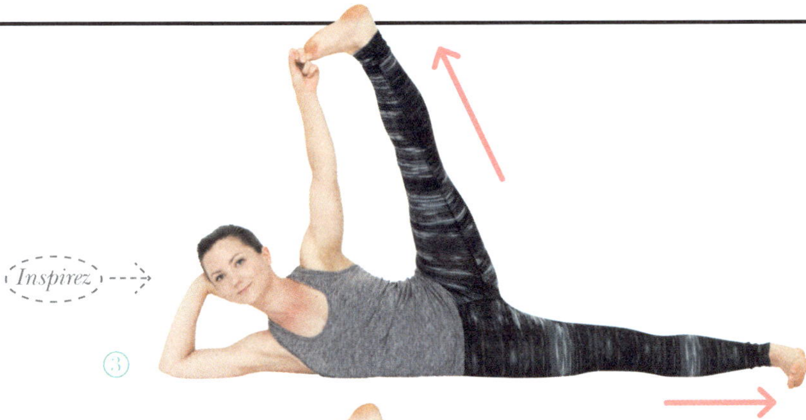

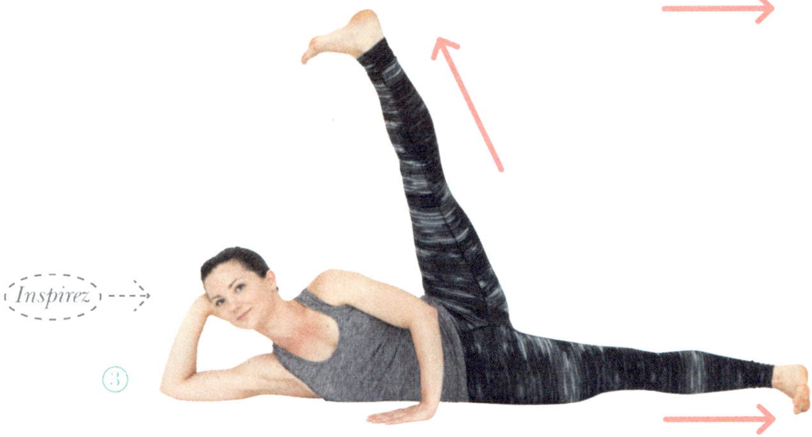

3 Photo du haut. Attrapez le gros orteil de la jambe gauche avec l'index, le majeur et le pouce de la main gauche, puis tendez la jambe vers le haut.

Photo du bas. Si rester en équilibre dans cette posture vous pose problème, posez la main gauche devant le buste, et tendez simplement la jambe.

→ Maintenez l'une ou l'autre de ces postures durant 5 respirations. Répétez l'exercice allongé(e) sur le côté gauche.

Tête à l'envers !

Allongé(e) sur le sol, appuyé(e) sur les coudes, renversez la tête jusqu'à toucher le sol.

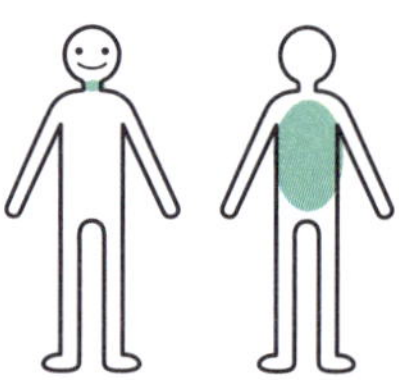

☒ Cou

☒ Dos, bassin

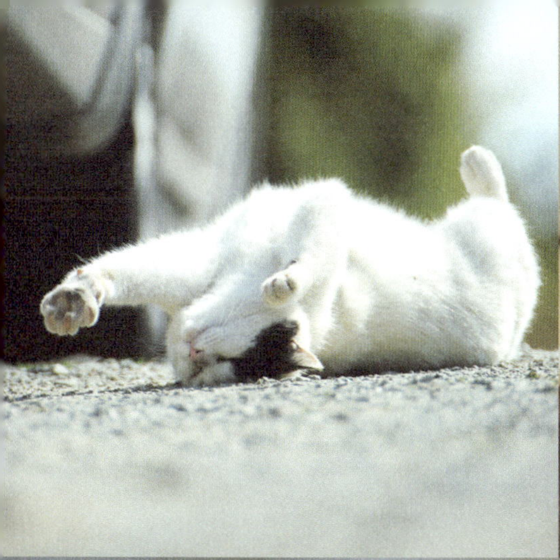

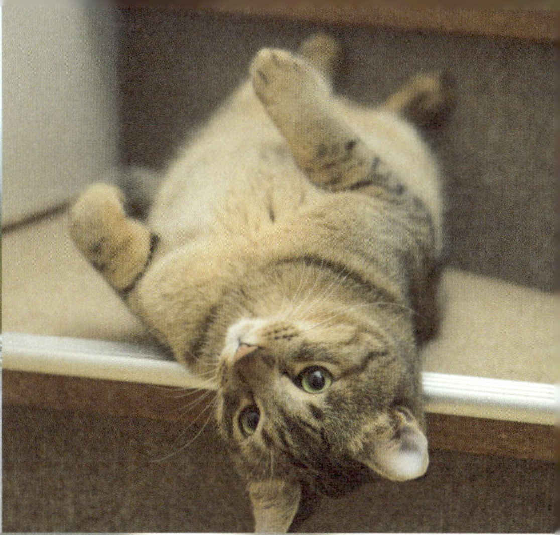

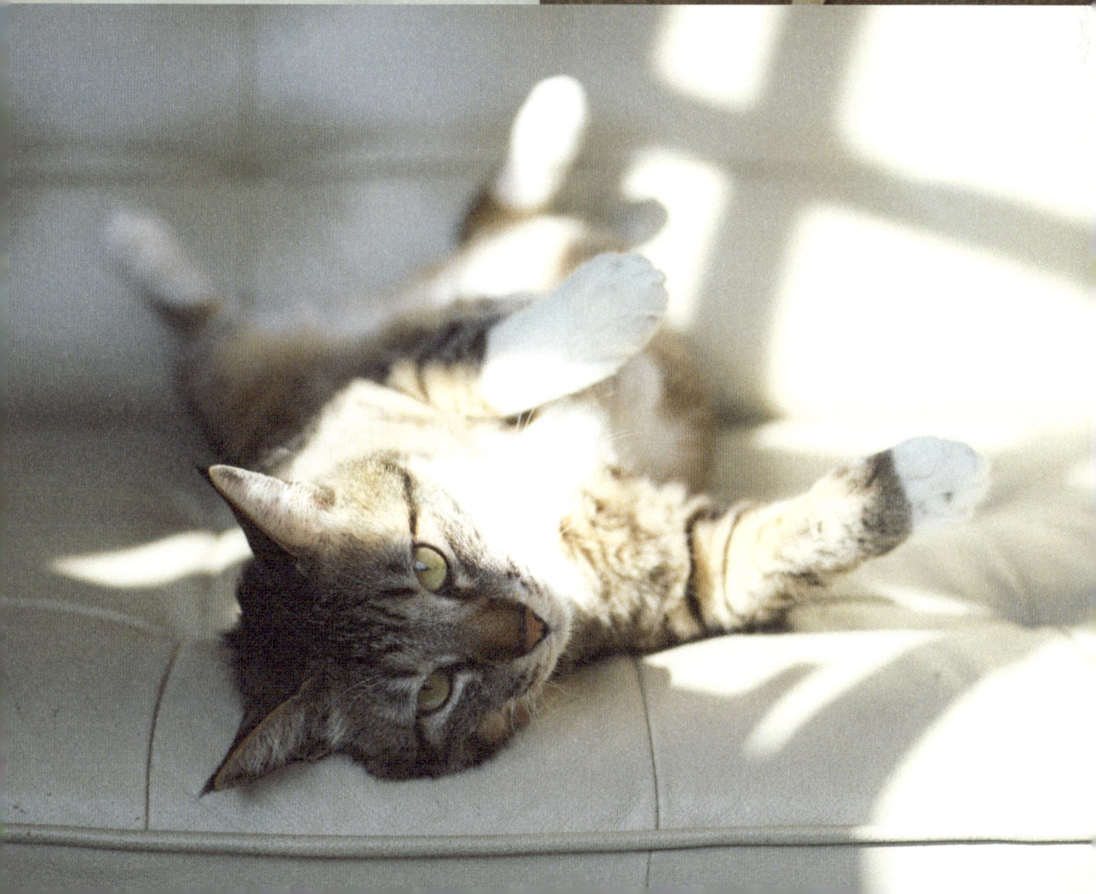

☐ Yoga stretch » 29

Tête à l'envers !

Appuyé(e) sur les coudes, avant-bras contre le sol, renversez la tête jusqu'à toucher le sol. En yoga, c'est la « posture du Poisson » (en sanskrit : *matsyasana*).

①

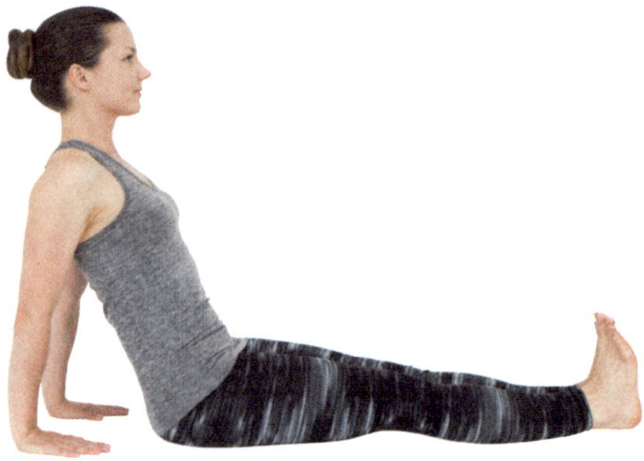

②

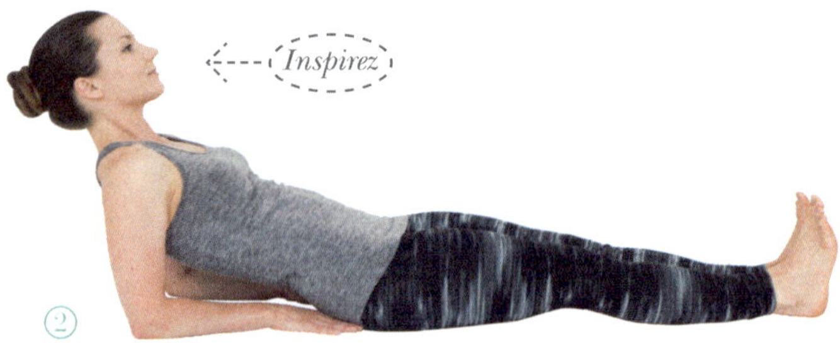

1 Asseyez-vous jambes tendues, les mains en arrière, doigts tournés vers le corps.

2 Fléchissez les bras. Appuyé(e) sur les coudes, plaquez les avant-bras et les mains au sol.

★★☆

Bienfaits

■ Soulage les contractures des épaules. ■ Renforce le système respiratoire. ■ Soulage les douleurs lombaires. ■ Atténue la déprime / Améliore l'humeur. ■ Évacue la fatigue.

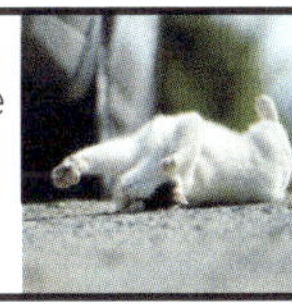

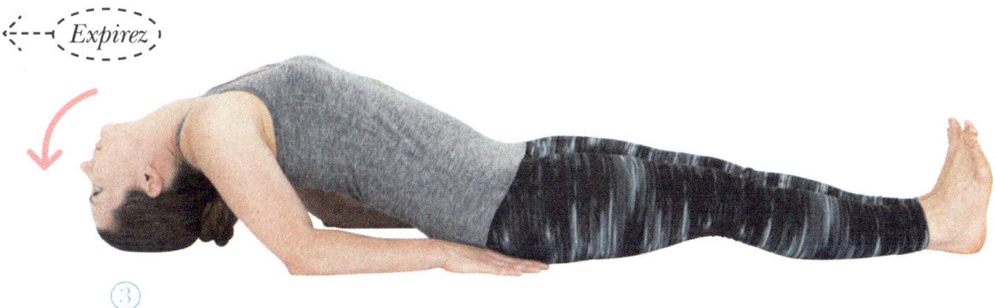

3 Glissez les mains et les avant-bras vers les jambes et renversez la tête en arquant le dos jusqu'à toucher le sol. **Maintenez la posture durant 5 respirations.**

☐ Yoga stretch » 30 ★☆☆

À cœur ouvert

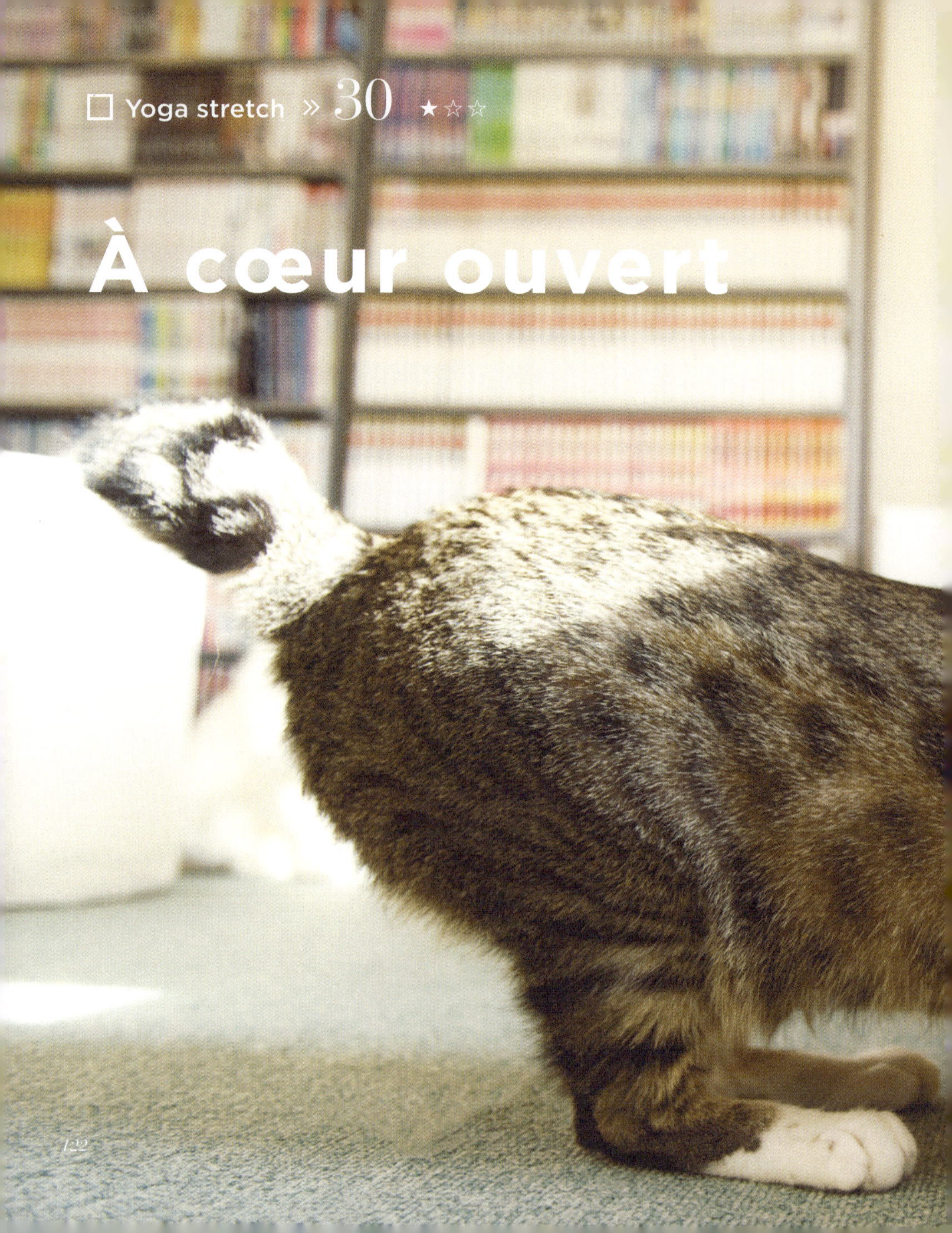

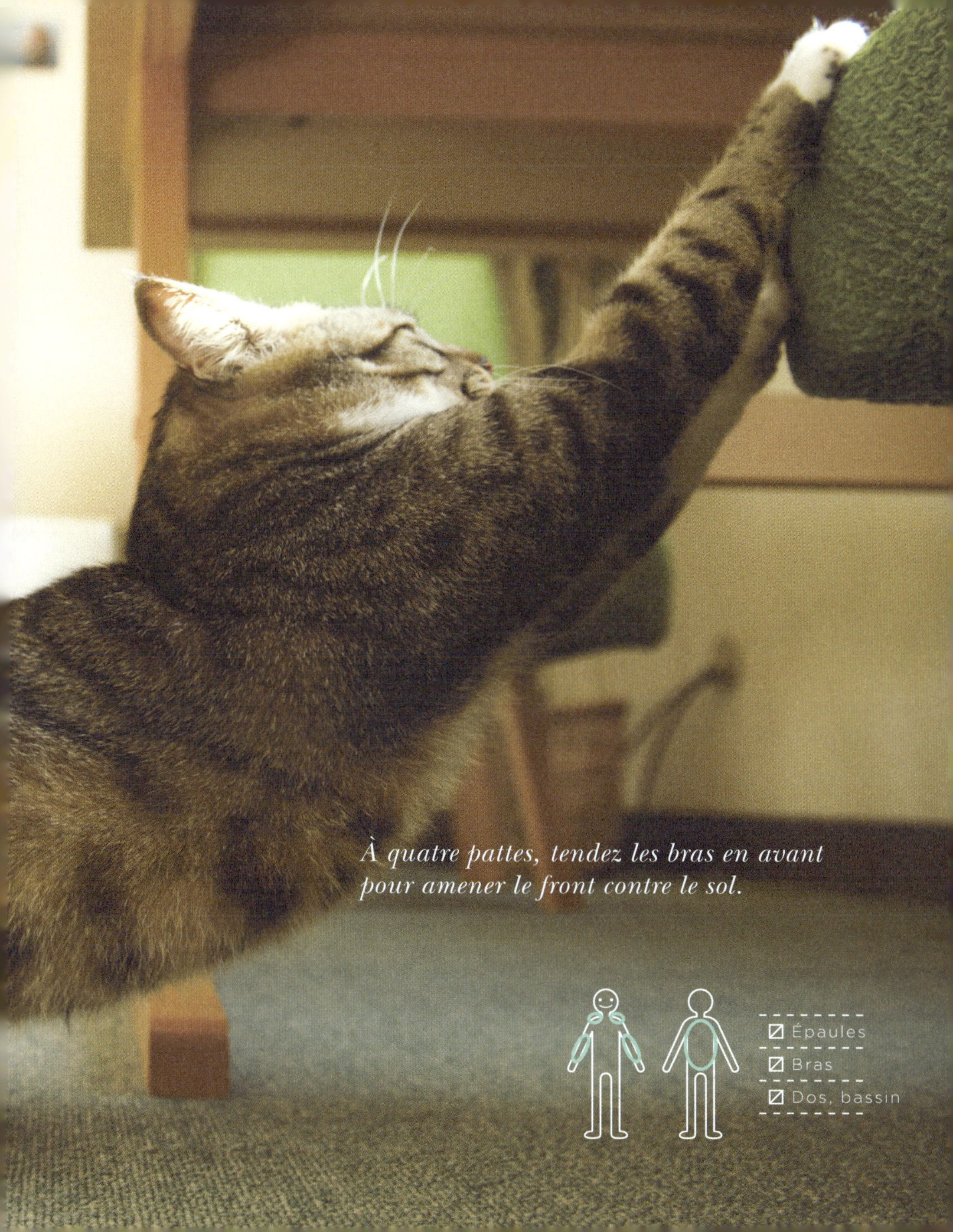

À quatre pattes, tendez les bras en avant pour amener le front contre le sol.

Yoga stretch » 30

À cœur ouvert

À quatre pattes, glissez les mains en avant. Puis, les bras bien tendus, amenez le front contre le sol. En yoga, c'est la « posture du Petit chien » (en sanskrit : *svanasana*).

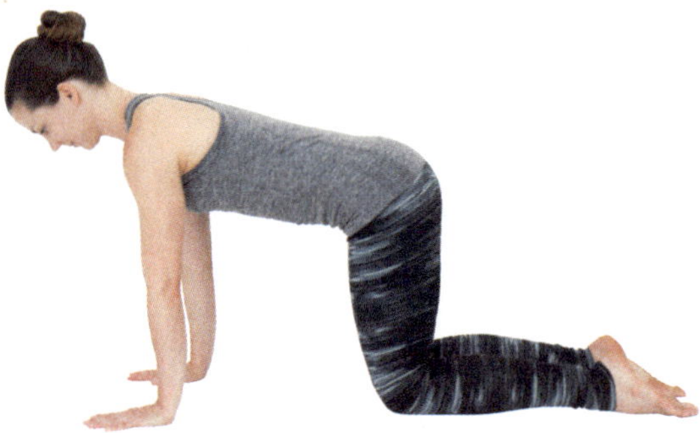

①

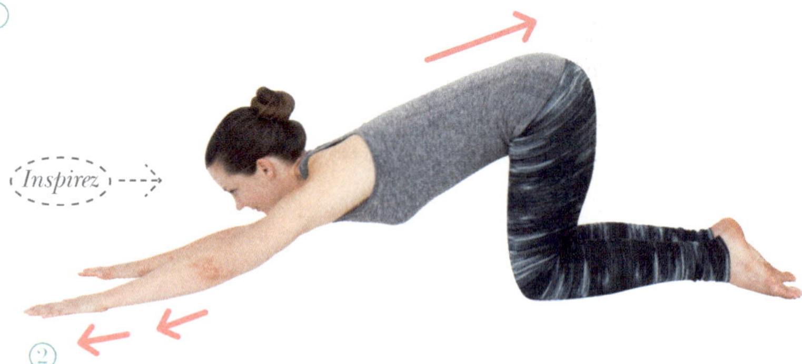

②

1 Mettez-vous à quatre pattes, cou bien tendu.

2 Tout en gardant les cuisses perpendiculaires au sol, glissez les mains en avant.

★☆☆

Bienfaits

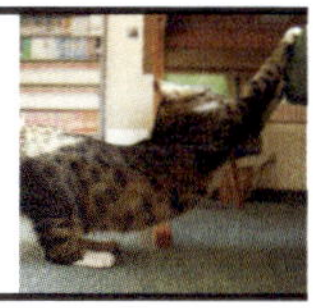

■ Soulage les contractures des épaules. ■ Améliore le maintien. ■ Stimule la vitalité.

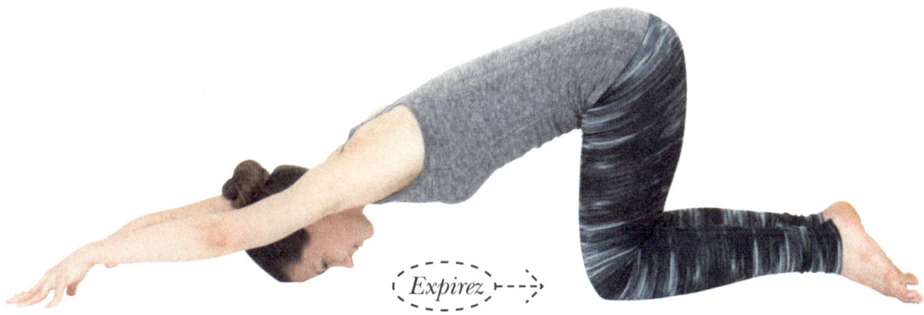

(3)

3 Amenez le front contre le sol. Décollez les paumes de la main pour ne plus prendre appui que sur les doigts et le front. **Maintenez la posture durant 5 respirations.**

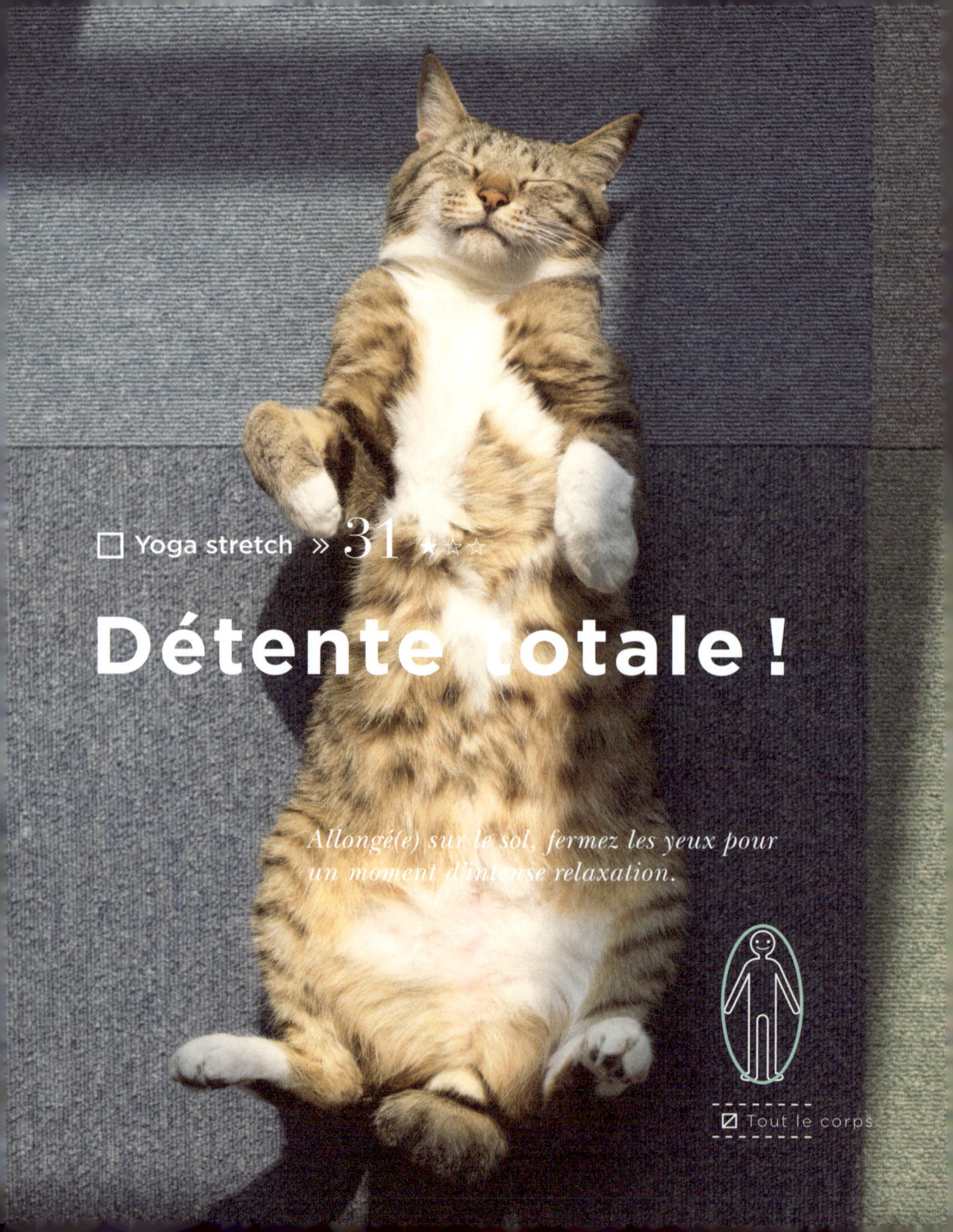

☐ Yoga stretch » 31 ★☆☆

Détente totale !

Allongé(e) sur le sol, fermez les yeux pour un moment d'intense relaxation.

☑ Tout le corps

☐ Yoga stretch » 31

★ ☆ ☆

Détente totale !

Allongez-vous sur le sol, les bras et les jambes en croix. En yoga, c'est la « posture du Cadavre » (en sanskrit : *savasana*).

Bienfaits

■ Détend le corps et le mental. ■ Réduit le stress. ■ Fait baisser la pression. ■ Soulage les migraines. ■ Évacue la fatigue.

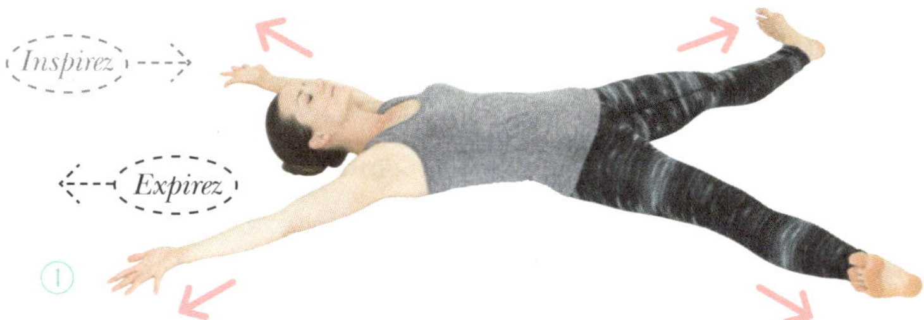

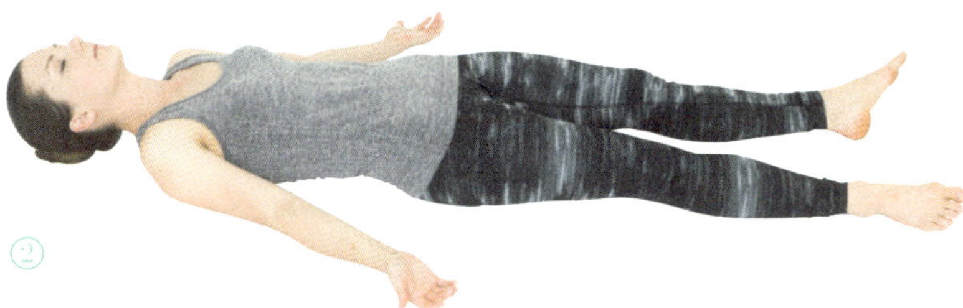

1 Allongé(e) sur le sol, étendez les bras de part et d'autre de la tête et ouvrez les jambes pour étirer tout le corps. **Maintenez la posture durant 5 respirations.**

2 Les bras étendus de part et d'autre du torse, les jambes écartées d'une largeur inférieure à celle des hanches, fermez les yeux et relâchez tout le corps. **Détendez-vous pendant 5 à 10 minutes.**

Masako MIYAGAWA est professeure de yoga à New York.
Elle étudie au lycée et à l'université de Chicago, suite à une affectation professionnelle de son père. Elle retourne plus tard aux États-Unis, pour s'installer à New York. Elle commence à pratiquer le yoga en 2001. En 2004, après avoir obtenu l'accréditation Alliance Yoga US, elle crée une école de Yoga à New York où sont dispensés des cours de différents styles de yoga : Yoga Vinyasa, Yin Yoga, Yoga réparateur, Yoga aérien. Depuis quelques années, elle y forme également des enseignants de yoga.
http://www.masako.yoga/

Publié pour la première fois au Japon en 2013 par Transworld Japan Books / Transworld Japan, Inc. sous le titre *Neko Yoga - Neko ni Narau Yoga Sutoretchi 31.*

Droits de traduction française cédés par Transworld japan Inc. et conclus par Paper Crane Agency

Textes : Masako Miyagawa
Photographies des chats : Akimasa Harada
https://www.flickr.com/photos/rampx/
Photographies des postures : Mami Yamada
http://www.mamiyamada.jp/
Modèle : Karin Ahlin
https://www.karinahlin.com/
Graphisme : Yoko Komatsu
Responsable de projets : Aya Nihei
Rédaction : Fukuko Kita
Éditeur : Yutaka Sano

Pour la version française :

58, rue Jean Bleuzen – 92178 VANVES CEDEX
www.hachette-pratique.com

Direction Hachette Pratique : Catherine Saunier-Talec
Direction éditoriale : Stéphane Rosa
Responsable de projets : Fanny Ecochard-Martin
Responsable artistique : Cécilia Rehbinder
Traduction : Marcia Nishio
Édition et mise en pages : Else
Fabrication : Stéphanie Vieux

4575382/02
ISBN : 978-2-016-29040-8
Dépôt légal : août 2020
Achevé d'imprimer en Espagne par Estella Graficas en juillet 2023.